DU HUACO

ET

DE SES VERTUS MÉDICINALES.

RÉFLEXIONS MÉDICALES

SUR

LE CHOLÉRA-MORBUS

ET SON TRAITEMENT

AVEC LA MIKANIA HUACO

PAR

Jean-Louis CHABERT,

Docteur en médecine de la Faculté de Montpellier; Chevalier de la Légion-d'Honneur; ancien Médecin des armées de l'Empire français; Inspecteur général (consultor) en retraite du corps de santé militaire de la République mexicaine; membre des Académies de Médecine de Mexico, de Puebla de los Angeles, de Madrid; membre correspondant de l'Académie des Sciences, Lettres et Beaux-Arts d'Orléans, des Sociétés des Sciences naturelles de Bruxelles et de Leypsik, des Sociétés de Médecine de Paris, de Bordeaux, de Caen, d'Evreux, de Hambourg, de Cadix, de New-York et de la Nouvelle-Orléans.

PARIS,

IMPRIMERIE D'ADOLPHE BLONDEAU,

RUE DU PETIT-CARREAU, 32.

1853

DU HUACO

ET DE SES VERTUS MÉDICINALES.

RÉFLEXIONS MÉDICALES

SUR

LE CHOLÉRA-MORBUS

ET SON TRAITEMENT

AVEC LA MIKANIA HUACO.

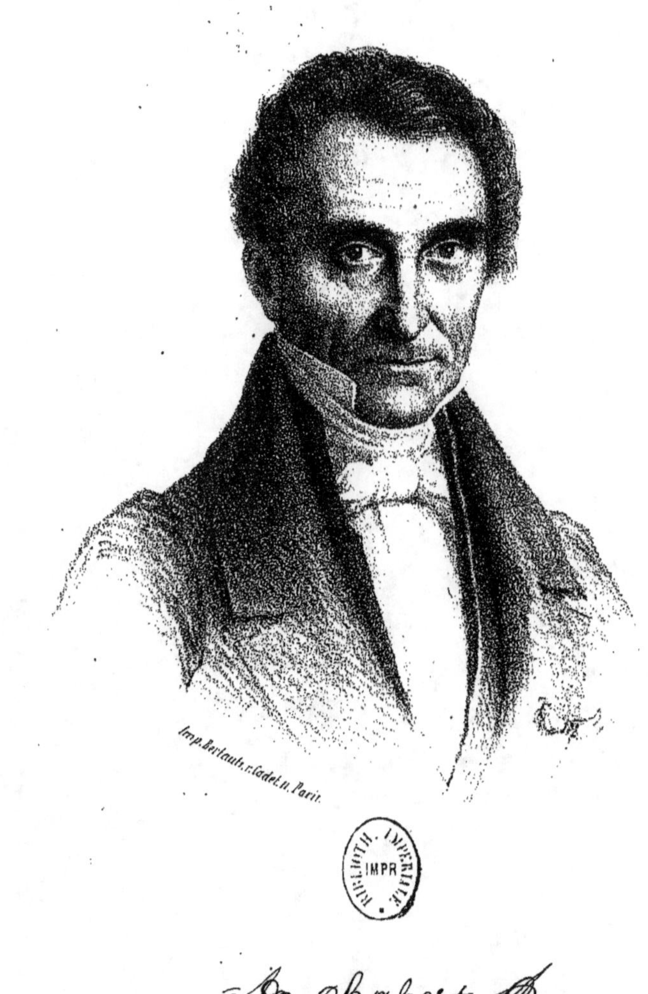

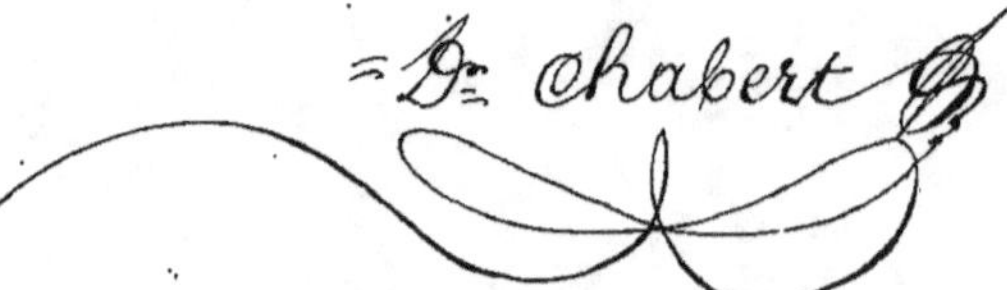

DU HUACO

ET

DE SES VERTUS MÉDICINALES.

RÉFLEXIONS MÉDICALES

SUR

LE CHOLÉRA-MORBUS

ET SON TRAITEMENT

AVEC LA MIKANIA HUACO

PAR

Jean-Louis CHABERT,

Docteur en médecine de la Faculté de Montpellier ; Chevalier de la Légion-d'Honneur ; ancien
Médecin des armées de l'Empire français ; Inspecteur général (consultor) en retraite
du corps de santé militaire de la République mexicaine ; membre des Académies de
Médecine de Mexico, de Puebla de los Angeles, de Madrid ; membre correspondant
de l'Académie des Sciences, Lettres et Beaux-Arts d'Orléans, des Sociétés des
Sciences naturelles de Bruxelles et de Leypsik, des Sociétés de Médecine de
Paris, de Bordeaux, de Caen, d'Evreux, de Hambourg, de Cadix,
de New-York et de la Nouvelle-Orléans.

PARIS,

IMPRIMERIE DE BLONDEAU,

Rue du Petit-Carreau, 32.

1853

"

AVANT-PROPOS.

Au nombre des plantes précieuses que l'on rencontre dans les forêts du Mexique, il en était une qui était connue des naturels à une époque antérieure à la conquête des Espagnols, pour posséder la vertu de guérir les accidents qui résultent de la morsure des reptiles venimeux, et de les prévenir; c'est-à-dire, de neutraliser le venin, si son application était faite d'une manière immédiate. Informé des vertus merveilleuses qui leur étaient attribuées par les Indiens et les créoles des pays où on la rencontre, et où elle paraît placée par la Providence comme un moyen donné à l'homme pour pouvoir lutter contre une classe d'accidents auxquels il lui était impossible de se soustraire, quelles que fussent les précautions qu'il pût prendre pour les éviter.

Sans m'arrêter à l'idée de vertus merveilleuses, ayant fait la réflexion bien naturelle, ce me semble, qu'une plante dont l'application sur la morsure d'un reptile venimeux, au point que la mort peut avoir lieu quelques minutes après, devait posséder d'autres vertus dont l'art de guérir pourrait faire son profit en faveur de l'humanité.

Je me suis livré à des expériences nombreuses ; j'ai appliqué cette plante dans une foule de cas : dans la fièvre-jaune, le choléra-morbus, une grande quantité de névroses, etc., et presque toujours avec succès.

J'ai cru remplir un devoir en publiant les résultats obtenus. Quoique mon mémoire pût être considéré comme formant un chapitre unique, je l'ai divisé en neuf chapitres, pour que l'on puisse en consulter les différentes fractions d'une manière isolée.

Comme dans tous les temps, les navires européens qui naviguent dans les mers de l'Amérique, visitent les Antilles ou le Méxique, sont exposés à avoir à leur bord des individus atteints de la fièvre-jaune ; que l'application du Huaco, dans cette maladie, agit évidemment comme spécifique ; que ses bons effets sont d'autant plus prompts, plus positifs, que l'application en est faite plutôt ; que j'ai découvert en 1828 un symptôme qui la dénonce d'une manière certaine, au moment même de l'invasion de la fièvre et, en général, un ou deux jours avant ; que l'administration du Huaco est si innocente, si facile, que n'importe quel capitaine peut le donner sans crainte, et avec la certitude d'arrêter un mal grave, trop souvent mortel, en donnant à n'importe quel individu qui, après s'être exposé à l'action des causes qui donnent naissance à la fièvre jaune, lui présentera le symptôme dont il est question, une cuillerée à bouche de teinture alcoolique de Huaco dans quelques onces d'eau sucrée ; une cuillerée à café de teinture dans deux grandes cuillerées d'eau, demi-heure après la première dose ; une troisième cuillerée à café demi-heure après la deuxième dose ; et ensuite, par prudence, quatre cuillerées à café pour chaque vingt-quatre heures, pendant quatre jours ; sera presque certain d'avoir enchaîné le mal et guéri la fièvre-jaune. Et ce symptôme est une chose si simple, qu'il suffit de le décrire pour qu'il puisse être reconnu par les personnes elles-mêmes, et c'est ce que je vais faire dans l'intérêt du commerce et des voyageurs.

Dans un mémoire sur la fièvre-jaune qui a été soumis à l'Académie impériale de médecine, je dis, en parlant de ce symptôme : « Le symptôme dont « il est question est simple, facile à reconnaître, et « je crois positivement qu'il est caractéristique et « invariable ; il consiste en une *ligne déliée, légè-* « *rement tuméfiée* (1), *d'un rouge plus ou moins* « *foncé, qui occupe le bord libre de la gencive su-*

(1) « Il est des individus dont le bord de la gencive présente habi- « tuellement une ligne plus ou moins étendue d'un rouge qui tranche « avec la couleur de la gencive, qu'ils soient acclimatés ou non ; sans « que cette teinte indique l'action des miasmes producteurs de la fièvre- « jaune. Dans ces cas l'altération de la gencive peut aller jusqu'à l'ulé- « cration, mais jamais elle ne présente le boursouflement ou tuméfaction « dont il a été parlé. La ligne avec tuméfaction caractérise la fièvre- « jaune ; l'autre appartient aux affections scorbutiques. La différence « d'altération dans ces deux cas est tranchée ; si l'infection miasmati- « que atteint un individu dont le bord de la gencive soit habituellement « rouge, ou même ulcéré, une ligne plus déliée, d'une couleur plus fon- « cée se développe et se tuméfie comme dans les autres cas de fièvre- « jaune, de la même manière que sur les individus dont les gencives « sont saines, d'un tissu dense et d'une teinte égale et presque pâle. « Le symptôme précurseur de la fièvre-jaune peut donc être signalé « dans tous les cas, et même sur les sujets actuellement atteints de « scorbut. Cette circonstance repousse d'avance l'opinion de ceux qui « pourraient supposer que le symptôme que je signale est un phéno- « mène qui appartient aux affections scorbutiques. »

« *périeure;* cette ligne est souvent précédée, ou
« plutôt elle commence, par un ou plusieurs points
« d'un rouge violet, du volume d'une tête d'épin-
« gle de moyenne grosseur ; ces points occupent
« l'extrémité d'une ou de plusieurs parties de la
« gencive aux points les plus déclives et qui sépa-
« rent les dents les unes des autres. Ces points s'é-
« tendent, se réunissent et forment une ligne con-
« tinue qui se tuméfie progressivement.

« La légère tuméfaction qui constitue les points
« et la ligne indiqués, occupe la partie de la gen-
« cive qui cerne le collet des dents et les alvéoles ;
« lorsque la tuméfaction augmente, on observe que
« la gencive se soulève ; on observe encore que
« l'engorgement des capillaires des points tuméfiés
« peut s'élever au point de laisser échapper le
« sang, même en abondance, sans que la surface
« antérieure ou externe de la gencive éprouve au-
« cune altération apparente dans son tissu ni dans
« sa couleur. Cette circonstance explique comment
« ce symptôme est échappé si longtemps à l'obser-
« vation des praticiens.

« Il est possible, toutefois, que chez certains in-
« dividus, le degré d'impressionnabilité soit tel, que
« la réaction fébrile ait lieu avant que l'altération
« du sang soit arrivée au point d'être décélée par
« ce symptôme ; dans ces cas, peu nombreux , il se

« présente en même temps que la fièvre, ou peu de
« temps après son début.

« Il peut arriver, comme j'ai eu occasion de
« l'observer un assez grand nombre de fois, que
« pendant le cours, ou à la terminaison d'une autre
« maladie, la fièvre-jaune se développe ; ce sont
« ces cas, sans doute, qui ont fait avancer qu'on
« avait vu d'autres maladies dégénérer en fièvre-
« jaune ; qui ont fait croire aux rechutes ; qui ont
« donné lieu à des descriptions si différentes entre
« elles, par la raison qu'elles comprenaient à la
« fois et en masse les symptômes de la fièvre-
« jaune et ceux d'une autre maladie qui pouvait
« varier à l'infini. Dans tous ces cas, le symptôme
« que j'ai signalé, lorsqu'il se présente, indique
« que la fièvre-jaune vient de se hanter sur une
« autre maladie, et sert de guide pour les modifi-
« cations à faire au traitement.

« Quelquefois encore, ce symptôme se présente
« avant la fièvre, disparaît presque complètement
« pendant la réaction, et sa disparition est presque
« immédiatement suivie de vomissements noirs.
« Deux sujets sur lesquels j'ai observé ce phéno-
« mène, sont morts au troisième jour de la maladie,
« comptés du moment de l'invasion de la fièvre.

« Mais toujours, et toujours, ce symptôme se
« présente dans la fièvre-jaune et la caractérise

« d'une manière positive ; tandis que les autres
« symptômes sont variables, de même que la gra-
« vité du mal, et encore suivant le degré de sus-
« ceptibilité nerveuse, d'impressionnabilité actuelle
« des individus affectés. »

Aux observations que j'ai réunies dans ce mémoire, pour prouver les résultats constamment
avantageux qui ont été obtenus par moi de l'usage
du Huaco ; j'aurais pu ajouter que, par les docu-
ments et les lettres qui sont en mon pouvoir, il est
établi que dans la Nouvelle-Grenade, à Venezuela,
san Felipe, etc. ; que dans le Mexique, à Mexico,
san Luis Potosi, Véra-Cruz, Chapas, Huyman-
guillo, et autres lieux, les feuilles et la tige de
cette liane ont été employées, dit-on, avec succès, contre la morsure des reptiles et insectes venimeux ; contre la morsure des animaux enragés,
soit comme moyen préventif, soit pour guérir la
rage lorsqu'elle est développée ; contre le rhuma-
tisme chronique et contre la goutte qu'elle ne guérit
pas toujours, mais qu'elle soulage constamment ;
contre toute sorte d'engorgements des viscères ou
organes du bas-ventre, ainsi que contre la chlorose
et la suppression des règles ; contre le tétanos, les
convulsions simples ou épileptiformes, les violentes
gastralgies et les migraines ; contre l'asthme convulsif ; contre les intermittentes de tous les types

et de tous les caractères ; alors même qu'elles ont été rebelles à l'usage du quinquina ; contre la fièvre-jaune ; contre le choléra-morbus ; contre les ulcères de mauvais caractère, pour prévenir la gangrène ou en arrêter les progrès ; et enfin, comme un moyen certain de rétablir, en peu de temps, les forces générales épuisées par n'importe quelle cause, et de développer et soutenir le mouvement circulatoire, ainsi qu'une chaleur douce sur toute la périférie, etc. ; mais je n'ai voulu signaler que des faits dont je pouvais garantir l'exactitude. Je les ai crus suffisants pour prouver les merveilleux effets de cette précieuse plante, et dont pourront se convaincre, en l'employant dans des cas identiques, tous ceux de MM. mes confrères, dans l'esprit desquels il s'élèverait le moindre doute sur l'efficacité du Huaco.

Toutefois, je n'ai pas dit non plus, et je crois que c'était de ma part un devoir de le dire, que M. le docteur don Fernando Leguia, médecin espagnol, établi à Mexico où il jouit d'une confiance justement acquise par son caractère, son humanité, ses connaissances médicales, s'est livré avec zèle à des expériences probantes, pour établir, par des faits, l'efficacité du Huaco, dans une foule de maladies, et notamment dans le choléra-morbus, dans le typhus, dans les gastralgies, dont il a eu occasion de guérir, en peu de jours au moyen du Huaco, plusieurs cas qui avaient résisté pendant des années, à l'emploi raisonné de tous les moyens préconisés contre cette névralgie toujours si rebelle.

Il est donc juste de convenir, et c'est ce que je fais avec la plus vive satisfaction, que si, comme il est vrai, je suis le premier qui ai signalé cette plante à l'attention de mes confrères ; qui l'ai recommandée dans le choléra ; qui ai prétendu que le Huaco était le spécifique de la fièvre-jaune et du choléra-morbus ; de même, qu'il est l'antidote certain des morsures de n'importe quel reptile ou insecte venimeux. Il est juste de convenir que le docteur Leguia a partagé avec moi la satisfaction, en propageant, avec un zèle éclairé, l'usage du Huaco, de triompher, au moyen de ce remède nouveau, dans une foule de cas où il ne rencontrait plus, ni dans l'opinion des auteurs, ni dans sa propre expérience, aucun moyen qui lui permit d'espérer pouvoir sauver les jours du malade qui était confié à ses soins.

DU HUACO

ET

DE SES VERTUS MÉDICINALES.

CHAPITRE PREMIER.

Du Huaco ou Guaco, en français Gouaco. — Sa découverte. — Sa description. — Ses vertus primitivement connues.

Dans les forêts des pays situés sous les tropiques, l'on rencontrait jadis et l'on rencontre encore aujourd'hui un grand nombre de reptiles et d'insectes venimeux; et au nombre des premiers, un serpent, connu sous le nom de *Nauyaca*, dont le venin est si actif, que sa morsure tue en 20, 15, 10 et même 5 minutes.

Comme la prévoyante nature a toujours eu le soin de placer le remède à côté du mal, elle a fait croître en abondance dans ces forêts infectées de reptiles venimeux, une plante destinée à combattre, à prévenir même les accidents qui suivent l'inoculation, l'absorption ds ces venins. Mais cette plante était inconnue à l'homme, elle le serait encore peut-être, si le hasard, ce père commun de presque toutes les découvertes utiles, n'était venu la lui signaler.

Dans ces mêmes forêts tropicales, il existe un oiseau de proie, une espèce de petit aigle, qui ne se nourrit que de serpents ; comme la morsure du plus innocent de ces reptiles est dangereuse, l'oiseau de proie, dirigé par son instinct, lorsqu'il veut dévorer un serpent, choisit le moment de son sommeil pour accumuler sur lui une grande quantité de feuilles d'une plante dont le contact est suffisant pour énerver et tuer même le reptile, qu'il peut dévorer alors, sans que, dans aucun cas, il oppose la moindre résistance, ni fasse le moindre effort pour se mettre par la fuite, à l'abri du bec de son ennemi.

Ce fait, découvert et observé avec soin par les indiens, leur fit croire que cette plante, au moyen de laquelle l'oiseau de proie étourdissait et dévorait impunément les reptiles les plus venimeux, pourrait leur servir, à eux, pour se garantir ou se guérir des morsures de ces reptiles. Et en effet, l'expérience leur eût bientôt appris qu'ils possédaient dans cette plante, à laquelle ils donnèrent le nom de Huaco ou Guaco, en français Gouaco, qui est le cri de l'oiseau de proie, auquel ils en devaient la connaissance; qu'ils possédaient, dis-je, un moyen certain, prompt, facile, pour se guérir, toutes les fois qu'ils étaient mordus par un serpent, ou piqués par un insecte venimeux.

Lors de la conquête par les espagnols et bien longtemps avant cette époque, les merveilleuses vertus de cette plante étaient connues des naturels du pays conquis; mais elles furent pendant longtemps complètement ignorées des conquérants. Cette connaissance, conservée comme un secret par les naturels, ne put rendre d'abord aux espagnols d'autres services que ceux qui leur étaient rendus par les jongleurs indiens. Ceux-ci, pour justifier le soin religieux avec lequel ils conservaient leur secret, et prouver l'efficacité de leur remède contre la morsure des serpents, se faisaient mordre par ceux que tous connaissaient pour appartenir à la classe venimeuse; et au moyen d'une lotion faite sur la morsure, et de quelques feuilles broyées qu'ils avaient le soin d'avaler, se trouvaient à l'abri des effets si constamment et si rapidement funestes de l'inoculation du venin.

Après bon nombre d'années, les autorités espagnoles furent enfin en possession du précieux secret, qui, de ce moment, n'en fut plus un pour personne. De ce moment aussi les créoles ont eu un moyen infaillible pour échapper aux accidents qui suivaient toujours, d'une manière quasi instantanée, la morsure des serpents; de ceux-là même dont le venin est tellement actif, que la mort survient dix et même cinq minutes après la morsure, si le remède n'a pas été appliqué immédiatement. Heureusement, les créoles et les indiens, toujours munis d'une poignée de feuilles de Huaco, n'avaient besoin, pour faire cesser toute crainte en cas d'une morsure reçue, que de mâcher trois ou quatre feuilles fraîches de cette plante, d'en avaler le suc et d'en appliquer le marc sur la plaie. Ils étaient certains d'avoir, dès lors, neutralisé le venin, et en effet, cette précaution prise, ils continuaient leur labeur ou leur marche sans que jamais on ait constaté un cas de non réussite.

Cette plante attira l'attention de plusieurs savants, Gumilla, Cavanillas, Lamark, Humbolth et Bompland, Mutis, s'en sont occupés. Elle fut reconnue appartenir à la famille des Sygenèses-Corymbifères, voisine de l'Aya-Pana et des autres eupatoires, et au genre Mikania.

Dans les pays où elle a été connue, on avait fini par la considérer comme une Panacée universelle ; elle était employée par les indiens ainsi que par les créoles, dans presque toutes les maladies , dans la rage elle-même, dont ils disaient triompher dans tous les cas, soit qu'ils l'employassent pour prévenir les accidents qui se développent à la suite de la morsure des animaux enragés, soit qu'ils l'applicassent dans l'intention de guérir la rage déjà complètement développée.

Description de la Mikania Huaco.

La Mikania Huaco est une liane qui grimpe et s'attache au tronc et aux branches des arbres qu'elle rencontre dans son voisinage ; sa superficie est cannellée ; son écorse est recouverte d'un épiderme compact et continu ; elle est fistuleuse, c'est-à-dire qu'en la divisant dans sa longueur, on trouve sa partie centrale complètement vide ou creuse dans les pointes , et pleine d'une moëlle peu dense dans le surplus de la tige ; elle est aux pointes comme un tuyau de plume d'une moyenne grosseur , et à la base ou pied de la plante, elle peut avoir un, deux ou trois pouces de diamètre , suivant son âge et sa longueur qui peut être de trente à quarante pieds et même plus ; elle est peu odorante.

La feuille est d'un ovale allongé, presque pointue et se resserrant un peu à sa base ; la feuille, d'une dimension moyenne, est de quatre à cinq pouces de long et environ trois pouces de large ; mais on en rencontre qui ont de huit à dix pouces de long avec une largeur proportionnelle ; sa forme ressemble à la feuille de tabac, mais elle est moins charnue ; en la mâchant il se développe une saveur amère assez prononcée, et on observe avec la langue une sensation produite par de nombreuses aspérités ou poils dont elle est couverte, ainsi que la tige, lorsque la plante est fraîche.

La Mikania Huaco ou Guaco, qui se rencontre dans tous les bois des terres chaudes du Mexique, de Guatemala, de Venezuela, comme sur plusieurs autres points de l'Amérique, ainsi qu'à la Havane, et probablement dans toutes les Antilles, la Mikania Huaco, dis-je, se compose de trois iudividus, que l'on distingue par la couleur des feuilles. Le premier, que l'on considère comme doté de vertus plus actives que les autres , a les feuilles d'un vert foncé, nuancé de violet, avec des taches violettes, ce sont celles qui sont décrites dans l'article précédent ; il est connu sous le nom de *Huaco Morado*. Le deuxième, que l'on considère comme supérieur au troisième, mais inférieur au premier, a les feuilles un peu moins grandes et d'un vert assez vif; on le connaît sous le nom de *Huaco Verde*. Le troisième, qui est considéré comme inférieur au deuxième, a les feuilles de la même dimension que ce dernier, leur couleur est d'un vert pâle; il est connu sous le nom de *Huaco Blanco*.

Malgré tout ce que l'on a pu dire sur la prétendue différence d'action de ces trois individus, de la même plante, il n'en est pas moins vrai que leurs vertus sont les mêmes, qu'ils ont été employés également dans des cas identiques, et que tous ont donné les mêmes résultats.

Cette plante croît en abondance, dans les États mexicains, de Las Chapas, de Tabasco, de Véra-Cruz et dans une partie de celui de Tamaulipas.

A diverses plantes, différentes en tout et de familles différentes de celle à laquelle appartiennent les trois dont je viens de parler, on donne, par erreur sans doute, le nom de Huaco; parce que, à ce qu'il paraît, elles possèdent aussi des vertus propres à guérir la morsure des serpens venimeux. Il n'est pas impossible que les vertus médicinales de ces plantes soient les mêmes que celles qui ont été reconnues dans la Mikania Huaco, ce qui serait fort heureux, parce qu'elles sont beaucoup plus communes, conséquemment d'une récolte plus facile; mais cela ne peut être affirmé que lorsqu'on aura fait des expériences probantes qui l'établissent d'une manière positive; et, en attendant, je ne puis conseiller, je ne puis avoir confiance qu'à la Mikania Huaco, dont les vertus ont été prouvées par une foule d'expériences, par un grand nombre de cas divers où elle a été employée avec des résultats constamment favorables.

Toutefois, malgré les paragraphes qui précèdent, on
n'en sera pas moins exposé à être trompé, dans le cas où
l'on ferait la demande du Huaco, en Amérique, sans donner, à la personne à laquelle on s'adresserait, une note
assez explicative pour qu'elle ne pût pas être elle-même
trompée.

Je crois donc que toutes les fois qu'on voudra faire la
demande de cette plante, la Mikania Huaco, il sera prudent
d'envoyer, à la personne qui sera chargée d'en faire
l'achat et la rémission, de lui envoyer, dis-je, une copie
exacte de la note en espagnol qui termine ce chapitre, et
qui n'est que la traduction des derniers paragraphes antérieurs ; pour que cette personne ne soit pas trompée
par les individus qui la lui procureront, qu'elle la fasse
reconnaître et examiner par un pharmacien ou un médecin qui la connaisse parfaitement. Avoir soin de lui dire
de faire tous ses efforts pour se procurer la quantité possible de feuilles, qu'il aurait le soin d'expédier renfermées dans une caisse de fer blanc. Le prévenir que toutes
les fois que la tige ne contiendra pas ses feuilles elle doit
être rejetée, parce que la vertu de cette plante est déposée
dans une substance amère qui abonde dans les feuilles, et
n'existe dans la tige que d'une manière variable et assez
faible. De sorte que, si la tige est complètement dépouillée
de feuilles, elle se trouve quasi sans aucune vertu, et,
dans tous les cas, le degré de vertu ne pouvant être calculé,
il en résulterait que les effets ne pourraient être certains.

Ñota. — *Caracteres de la planta conocida con el nombre de mikania huaco, la misma que el doctor Chábert ha usado con éxito feliz, en la fiebre amarilla, en el cólera morbo, y otras muchas enfermedades.*

El huaco es voluble, es decir que se enreda por los vegetales inmediatos; presenta la superficie surcada en toda su longitud y revestida de una epídermis continua y compacta; es fístulosa, es decir, que partiéndola, se encontra hueca en el centro, en su parte delgada; y con médula, en su parte gruesa; no da olor ninguno; y su grueso es veriable segun la edad de la planta.

La hoja es aovada, puntiaguda, estrechándose un poco en su base; la hoja, de un tamaño mediano, tiene de 4 á 5 pulgadas de largo; pero puede tener 8, 10 y aun 12 pulgadas de longitud; presenta, en el aspectó, mucha semejanza, con la del tabaco, aunque no es tan carnosa; mascándola da un sabor amargo bastanté pronunciado; y se nota con la lengua, su aspereza, por estar cubierta de pelo un poco áspero, así como tambien el tallo, cuando está verde.

La mikania huaco, que crece en todas las florestas de las tierras calientes de Mexico y de Guatemala; así como en la Habana y otros muchos puntos de América; se compone de 3 individuos, que se distinguen por el color de las hojas; en el 1°, que se considera dotado de virtudes mas activas, la hoja es de un verde morado, con manchas moradas; se conoce con el nombre de *huaco morado*; en el 2°, que se dice inferior al 1° y superior al tercero, la hoja es de un verde franco, se llama *huaco verde;* en el 3°, que se tiene por el mas inferior, la hoja es de un verde pálido, y se le llama *huaco blanco.* Sin embargo, de cuanto se dice, las virtudes de los tres son iguales; ambos se han usado en casos idénticos y todos han dado los mismos buenos resultados.

Los tres huacos se encuentran en abundancia en el Estado de

Tabasco, en el Estado de los Chapas y en todo el Centro-América (Guatemala); el 2º y el 3º se encuentran tambien por Tampico, en el Estado de Tamaulipas; y por Mizantla y Papantla, en el Estado de Vera-Cruz.

A varias plantas, distintas en todo, de las tres que son la mikania huaco, que se acaban de describir, se les ha dado por error el nombre de huaco, porque segun parece, su aplicacion es eficaz en las mordeduras de los reptiles venimosos. Puede ser, es verdad, que las virtudes medicinales de dichas plantas, sean las mismas que las que se han reconocido en la mikania huaco, pero eso no se podra afirmar, sino cuando se hayan hecho, con ellas, esperimentos que lo comprueben. Entre tanto, no se puede, ni se debe tener confianza, si no es á la mikania huaco; cuyas virtudes estan comprobadas, pues que desde el año de 1832, ha sido aplicada por muchos profesores y otros individuos, en una multitud de casos y que siempre su aplicacion se ha visto coronada de un éxito feliz.

CHAPITRE II.

Du Huaco et de son application dans la fièvre-jaune (1) et autres maladies.

Le Huaco, plante précieuse qui croît en abondance dans les forêts des terres chaudes de la République mexicaine, est un antidote certain contre la morsure des serpents venimeux. Le savant Mutis dit s'être assuré de son effi-

____

(1) Ce chapitre deuxième est la traduction d'un article publié en espagnol, dans le journal *le Censor de Véra-Cruz*, le 31 août 1832.

cacité contre cet accident, aussi ce naturaliste célèbre considère-t-il cette plante comme le plus beau présent que la nature put faire aux contrées où abondent les reptiles à venin. Cabanillas assure qu'elle est un excellent stomachique et un excellent fébrifuge. Dans les États de Tabasco et de Chapas, elle est employée contre les fièvres intermittentes, dans les fièvres bilieuses graves, dans certaines diarrhées. A Mexico, divers médecins l'ont employée avec avantage contre des affections nerveuses, avec aberration ou diminution de l'énervation. A l'hôpital San Carlos de Véra-Cruz, elle a été employée contre les intermittentes rebelles et qui avaient résisté à tous les fébrifuges connus; elle a été administrée fort souvent dans l'intention de faire cesser un malaise précordial et une anxiété extrême, de réchauffer la peau et de déterminer la sueur; toujours les résultats ont été favorables, toujours les effets ont correspondu à l'attente du médecin. Enfin, dans les Etats de Tabasco et autres, où elle est connue, on la considère comme dotée de vertus merveilleuses; et dans la province de Tabasco, au dire du commissaire des guerres de cet État don Pedro Bolio, suivant sa lettre du 31 juillet de cette année 1832, cette plante est encore considérée comme l'antidote de la morsure des animaux enragés, comme un spécifique propre à guérir la rage confirmée; vertu qui vient d'être constatée par Jean Nepomucène Bolaños, de Oaxaca, qui a guéri, au moyen du Huaco, un individu sur lequel la rage était complètement développée, et l'a prévenue sur une femme qui avait été mordue par un chien enragé; et bien certainement ne fut-elle

dotée d'autre vertu que celle d'agir comme spécifique
de la rage, si cette vertu se trouvait confirmée par de nouveaux faits, l'introduction de cette plante dans la thérapeutique serait considérée, avec juste raison, comme un
bienfait inappréciable pour l'humanité.

On me demandera peut-être si je considère le Huaco
comme une panacée universelle, et si j'ai la prétention de
faire croire qu'au moyen du Huaco on pourra guérir
presque tous les maux. Je répondrai que je n'ai aucune
prétention, mais le désir d'appeler l'attention de mes confrères sur une plante qui, si je ne m'abuse, et je crois que
je ne m'abuse pas, deviendra dans leurs mains un auxiliaire puissant pour le traitement et la guérison d'une foule
de maux, contre lesquels nous n'avons que des remèdes
incertains, presque toujours insuffisants. Je crois qu'elle
pourra être employée avec avantage pour combattre toutes
les maladies qui sont caractérisées par une altération du
sang, commé le typhus; (1) dans les névroses, dans les
plaies de mauvais caractères, etc. Je fais des vœux pour
que cette plante, si peu connue des médecins de l'Europe,
devienne, par son importance, un moyen de prospérité
pour les naturels du pays où elle croit spontanément, qui
pourront la cueillir et la propager en la cultivant.

(1) Depuis que ces notes ont été publiées à Véra-Cruz, en 1832, j'ai
eu occasion d'employer le Huaco dans plus de cent cas de fièvre-jaune ;
dans plus de mille cas de choléra asiatique ; dans divers cas de coqueluche, d'asthme suffocant, de convulsions de l'enfance, dans l'épilepsie,
dans l'asphyxie des nouveaux-nés, dans un cas de diarrhée chronique,
dans un cas de congestion cérébrale passive, et toujours avec succès.

Les indiens et les créoles des pays où elle se rencontre, lui accordent des propriétés miraculeuses ; mais sans sortir du domaine du raisonnement, de celui de l'observation, n'était-il pas naturel de penser qu'une plante, dont la simple application sur une morsure de serpent à sonnettes, par exemple, faisait cesser presque instantanément les phénomènes terribles qui sont consécutifs à cette morsure, devait être dotée de vertus médicinales fort actives dont la science pourrait retirer de nombreux avantages en faveur de l'humanité?... Cette réflexion me paraît si natuturelle, si simple, si juste, que l'on peut être étonné qu'elle n'ait pas été faite plus tôt. Toutefois, cette pensée et la ressemblance des phénomènes les plus notables parmi ceux qui suivent l'inoculation du venin du serpent, avec les symptômes les plus graves qui se font remarquer dans le cours de la fièvre-jaune, qui depuis longtemps avaient fixé mon attention, me firent désirer de pouvoir me livrer à des expériences qui me missent à même de déterminer si le Huaco possédait des vertus propres à combattre et à guérir une maladie qui était, depuis 14 ans, le sujet de mes investigations.

Dès l'année 1828, son Excellence le ministre de la Guerre, général don Manuel Gomez Pedraza, m'ayant autorisé à faire, à ce sujet, toutes les recherches et expériences nécessaires que je jugerais convenables ; ayant été encouragé en même temps par les renseignements qui me furent donnés, à cette époque, par M. le général don Pablo Anaya pendant le séjour qu'il fit à Véra-Cruz, à son retour de Las Chapas, où il avait résidé en qualité de commandant général de cet État de la Fédération ; j'attendais avec impatience le Huaco que M. le ministre de la guerre avait demandé pour moi à Tabasco ; mais la remise de cette plante me fut faite trop tard ; lorsque je l'eus à ma disposition la fièvre-jaune avait cessé de se montrer, et l'année 1828 se passa sans qu'aucune expérience probante eut pu être faite.

Dès cette époque, je ne perdis plus de vue les expériences projetées ; mais des circonstances indépendantes de ma volonté, ne me permirent de retourner à la Véra-Cruz, avec possibilité de m'y livrer, qu'à la fin de 1831. Malgré les troubles politiques qui y ont eu lieu, comme le gouvernement-général avait donné des ordres précis pour que le commissaire des guerres de Tabasco me fournit du Huaco, sans attendre la saison des maladies ; comme son Excellence le général Santa-Anna et le commissaire-général de Véra-Cruz, M. don Antonio Juile y Moreno, prirent le plus vif intérêt à mes observations, j'eus du Huaco à ma disposition dans le mois de février de cette année (1832), et je pus l'administrer au peu de malades de fièvre-jaune qui se présentèrent pendant les mois d'avril et de mai, seule époque de cette année où il ait été observé quelques cas de cette maladie.

Quatre malades ont été soignés par moi en ville ; trente-neuf seulement se sont présentés à l'hôpital militaire de San Carlos de Véra-Cruz ; les quatre premiers et trente-huit des seconds furent mis à l'usage du Huaco, et tous ont été guéris. Un seul n'en a point pris, parce que la maladie ayant débuté d'une manière très-obscure, la nature n'en fut connue que peu d'heures avant sa mort, par la raison que se trouvant dans une salle qui était à la charge d'un autre médecin, le signe des gencives ne fut point consulté. (1)

Le nombre des malades a été trop peu élevé, sans doute, pour que mes expériences pussent être considérées comme concluantes ; mais ces résultats m'autorisent, ce me semble, à fortifier la croyance où j'étais, que l'emploi du Huaco serait, sinon un moyen certain de guérison de la fièvre-jaune, au moins un remède fort utile dans le traitement de cette maladie.

Si les observations que j'ai eu l'occasion de faire en 1832, sont trop peu nombreuses pour pouvoir fixer mon opinion d'une manière rigoureuse, au moins m'ont-elles mis à même de juger des phénomènes qui se développent sous l'influence du Huaco, sur les individus qui en font usage.

---

(1) Le signe que j'appelle simptôme précurseur, qui fut découvert et signalé par moi, en 1828, consiste en une ligne déliée, légèrement tubéfiée, qui occupe le bord libre de la gencive supérieure. Cette ligne est souvent précédée, ou plutôt elle commence par un ou plusieurs points d'un rouge violet, de la grosseur d'une tête d'épingle moyenne ; ces points s'étendent et en se confondant forment la ligne dont il a été parlé. Lorsque la tuméfaction de cette ligne est arrivée à un certain degré, la gencive se soulève, et les capillaires sont fort souvent engorgées au point de laisser échapper le sang, de produire l'hémorragie ; et dans ces cas là même, la partie antérieure ou externe de la gencive, ne présente pas la moindre trace d'altération dans son tissu ni dans sa couleur ; ce qui, sans doute, est la raison pour laquelle ce symptôme, que j'ai signalé en 1828, est échappé si longtemps à l'observation des praticiens.

Tous les individus que j'ai eu occasion d'observer, et qui ont été mis à l'usage du Huaco, ont éprouvé bientôt la cessation de l'état d'anxiété, d'agitation extrême auxquels ils étaient en proie; ce qui prouve, ce me semble, que ce remède agit comme modificateur du système nerveux; tous ont éprouvé le développement sensible d'une chaleur agréable dans l'estomac, et peu après, l'irradiation de cette chaleur à la périférie du corps, suivie d'une abondante sueur; et l'exploration du pouls a prouvé le développement notable qu'acquiert la circulation sous l'influence de cette médication.

En réfléchissant au fléau qui ravage l'Europe et qui déjà a fait sa redoutable apparition sur plusieurs points du continent américain; en rapprochant les symptômes qui caractérisent le choléra-morbus épidémique, de ceux que j'ai eu tant de fois l'occasion d'observer dans la fièvre-jaune, je me suis persuadé que, quoique séparées par des points faciles à déterminer, ces deux maladies étaient de la même famille; et que leurs causes, appréciables seulement par leurs funestes effets, pénétraient dans l'économie animale de la même manière, et déterminaient primitivement les mêmes modifications vitales : 1° l'altération du sang ; 2° un désordre notable dans les fonctions du système nerveux.

En réfléchissant que, d'une part, les indications les plus pressantes qui se présentaient dans le choléra étaient de réveiller la circulation du sang, de développer à la peau un certain degré de chaleur et une sueur abondante et soutenue, d'obtenir enfin une complète réaction ; 2° et d'autre part, que les effets constamment produits par l'application du Huaco dans la fièvre-jaune, avaient été de produire cette réaction et de calmer en même temps le désordre nerveux, à quelque degré qu'il fût élevé ; je me suis persuadé que l'administration de cette plante, à l'époque de l'invasion du mal, devrait donner les plus favorables résultats, et faire propablement avorter la maladie dans le plus grand nombre des cas.

Pour ce qui me regarde, je ferai usage du Huaco avec la plus grande confiance le jour où le choléra asiatique se présentera sur nos côtes, si nous avons le malheur de l'y voir arriver, ce qui n'est hélas que trop probable.

Si l'on considère que quelles qu'aient été les opinions des médecins sur le caractère et sur la nature du choléra, tous, absolument tous, conseillent de donner au commencement de la maladie, à l'apparition des premiers symptômes, des infusions et décoctions aromatiques chaudes, et que le Huaco est un aromatique amer ; que tous considèrent le rétablissement de la chaleur à la peau et une abondante transpiration comme les phénomènes les plus favorables pour la guérison, et que le Huaco produit rapidement, et d'une manière constante et complète, cet intéressant résultat ; que tous les médecins considèrent le choléra-morbus comme un empoisonnement miasmatique ou gazeux, et que le Huaco est l'antidote certain de la morsure des reptiles venimeux, on n'hésitera pas à adopter l'usage de cette plante, d'autant plus que son emploi, qui pourra remplacer les décoctions aromatiques ordinaires, n'empêchera pas d'avoir recours à d'autres moyens, si le degré du mal, le caractère de la maladie, les réclament dans l'opinion du médecin. (1)

La manière d'appliquer cette plante est extrêmement facile ; un gros de feuilles et sommités, ou deux gros de liane, seront suffisants pour une décoction faite avec une bouteille d'eau, ayant le soin dans tous les cas de continuer l'ébulition jusques à obtenir une légère saveur amère. On donnera cette décoction par petites tasses (deux à trois onces), de demi-heure en demi-heure, jusqu'au rétablissement de la chaleur et d'une douce transpiration ; ce qui ordinairement a lieu après la deuxième ou troisième dose ; aussitôt la réaction obtenue, on retardera les doses d'une, deux et même trois heures.

J'ai cru devoir publier ces quelques réflexions, pour que ceux de mes confrères qui n'ont pas encore eu l'occasion d'employer le Huaco dans leur pratique, puissent se pourvoir de cette plante, s'ils se déterminent à en faire usage dans le choléra, dans le cas triste mais trop probable de son apparition ; car il est de notre devoir de préparer contre cette affreuse maladie, tous les moyens qui nous sont indiqués dans les observations des autres, et par nos propres réflexions, afin de diminuer autant que possible les ravages qu'exerce habituellement ce fléau.

Après la publication de ces notes, je me décidai à envoyer un peu de Huaco à la Société de médecine de Bor-

(1) Telle était mon opinion en 1832 ; mais l'expérience m'enseigna plus tard que le Huaco devait être employé seul, si l'on voulait en obtenir tous les avantages désirés, et que sa réunion avec n'importe quel autre remède, ne fesait que nuire à son action.

deaux et au docteur François de Paris, suppliant qu'il fût fait des expériences propres à déterminer le degré de confiance que l'on pourrait avoir dans l'application de cette plante, comme moyen curatif du choléra.

En 1833, me trouvant à Véra-Cruz au moment où le choléra fit sa première apparition, je publiai encore en espagnol les réflexions suivantes sur le même sujet.

CHAPITRE III.

Traitement du choléra-morbus épidémique, au moyen de la plante connue sous le nom de Huaco.

Considérant qu'une lésion notable des organes chargés de l'inervation qui subit une altération profonde, quoique les malades conservent jusqu'au dernier moment l'intégrité de leurs facultés intellectuelles ; que l'altération du sang qui perd sa qualité emplastique ou moyen de cohésion des parties qui composent ce liquide animal ; que l'asphyxie ; que la suppression complète, ou une diminution notable de toutes les sécrétions ; que les hémorrhagies par toutes les ouvertures naturelles ; que le ralentissement du mouvement circulatoire, l'engorgement des capillaires et la faiblesse toujours croissante du pouls ; que le refroidissement extérieur avec la sensation intérieure d'une chaleur ardente ; que l'intégrité des forces volontaires ; sont les modifications physiologiques et les symptômes qui caractérisent la *fièvre-jaune*.

Que ces modifications sont les mêmes que celles qui constituent le *choléra-morbus* épidémique ou asiatique, avec des différences, en apparences notables, et qui sont : 1° que dans le choléra, les malades sont dans un état de prostration qui peut s'expliquer par la dépense excessive de forces qui résulte de la douleur, des crampes et des abondantes évacuations alvines ; 2° par ces évacuations elles-mêmes qui, si je ne me trompe, sont le produit de l'irritation *particulière* qui occupe l'appareil digestif, et qui a pour résultat de revêtir ces organes de la faculté de décomposer le sang, altéré déjà, et de déterminer une sécrétion anormale, composée de la partie séreuse, au lieu de le laisser échapper tout entier et produire l'hémorrhagie comme dans la fièvre-jaune. (1)

Que conséquemment ces deux maladies sont de la même famille et doivent être combattues par les mêmes moyens.

Que le Huaco appliqué par moi sur quarante-deux individus atteints de la fièvre-jaune, à divers degrés, a produit toujours la guérison, avec cette circonstance précieuse que les modifications que l'action du Huaco a déterminé sur les organes ont été promptes, faciles à saisir, et que

(1) En 1850, dans le courant de l'épidémie cholérique, sur un nombre considérable de cas de choléra, il fut observé des vomissements et des évacuations complètement semblables à ceux observés dans la fièvre-jaune, au lieu de vomissements et évacuations appelés cholériques. J'ai pu me convaincre aussi que loin d'exister de l'irritation dans le tube intestinal, comme cause des évacuations, il y existait un état complet d'inertie.

presque toujours la maladie a été arrêtée dans sa marche, et la guérison a eu lieu sans qu'il se soit développé de nouveaux symptômes, des symptômes plus graves que ceux qui existaient au moment de la modification produite par le Huaco.

Que dans la foule de traitements préconisés contre le choléra, tous les efforts des médecins ont pour but de faire cesser le désordre nerneux, calmer la douleur, les crampes, les vomissements, la diarrhée, et surtout de réveiller la circulation, la chaleur, en obtenant une réaction sans laquelle, dans les cas graves, la mort est toujours certaine.

Que les effets constants du Huaco sont : modérer et faire cesser bientôt le désordre nerveux, l'agitation et l'anxiété des malades; produire une disposition au sommeil; faire cesser les vomissements et développer dans l'estomac une chaleur douce, appréciable pour les malades qui accusent un sentiment de bien-être et rendent compte de son irradiation du centre à la périférie, où elle est bientôt égale, générale et suivie d'une abondante sueur; phénomènes qui coïncident avec un développement remarquable du pouls, qui reprend de la consistance et une certaine accélération.

Je me crus fondé à croire qu'il pourrait être fait, dans le choléra-morbus, une heureuse application du Huaco, et je me flattai de l'espérance qu'on en obtiendrait, dans cette maladie, les mêmes résultats que j'avais obtenus dans la fièvre-jaune. J'ai été assez heureux pour apprendre déjà que mes prévisions avaient été justifiées; que les faits avaient correspondu et dépassé mes espérances.

Oui, ainsi que je l'ai insinué dans ma note antérieure, étant en campagne, l'année 1832, auprès de son excellence le général Santa-Anna, président de la République, je réfléchissais aux ravages du choléra, bien plus terribles que ceux de la guerre, lorsque, déterminé par les réflexions qui précèdent, je fis envoi à Paris et à Bordeaux d'une petite caisse de Huaco, pour qu'il put être fait des expériences sur les cholériques.

Des expériences ont été faites à Paris et surtout à Bordeaux, et quoi qu'elles soient peu nombreuses, elles n'en sont pas moins concluantes : ces expériences ont démontré d'une manière positive que je ne m'étais point abusé, lorsque j'avais cru, en raisonnant par analogie, aux bons effets de ce moyen nouveau, appliqué au traitement du choléra-morbus. Soit que, dans le choléra, le désordre nerveux doive être considéré comme le résultat de l'impression du sang, primitivement altéré comme dans la fièvre-jaune (1), soit que cette altération du sang doive être attri-

(1) Dans mes mémoires sur la fièvre-jaune, de 1821, 1822, 1827, je soutiens que la fièvre-jaune est une maladie primitivement nerveuse ; et je considère le spasme comme la cause du défaut d'oxigénation du sang, dont l'altération manifeste me paraissait secondaire ; mais la découverte que j'eus le bonheur de faire en 1828, me convainquit que j'étais dans l'erreur, et que dans cette maladie le sang était primitivement altéré par la présence du poison miasmatique, qui agissait sur lui, de même qu'il agissait sur le système nerveux ; que le mouvement fébrile, qui jusqu'alors a été considéré comme signalant le début de la maladie, pourrait bien indiquer sa seconde période, et que la fièvre, dont la durée n'est quelquefois que de quelques heures, n'était autre chose qu'un effort de l'organisme, réagissant avec toute l'énergie possible, pour se débarrasser de l'impression offensive que le sang déjà profondément altéré, fait éprouver à tous les organes, à tous les tissus.

buée au spasme qui aurait envahi le cœur, comme il occupe tous les muscles de la vie de relation ; toujours est-il
que chez tous les malades, chez ceux-là même qui n'ont
pu être sauvés, on a vu dès les premières doses de Huaco,
les vomissements cesser, les évacuations être plus modérées, et les crampes , ce symptôme redoutable qui fait
éprouver aux malades des souffrances intolérables, disparaître et ne plus revenir, et presque toujours la réaction
avoir lieu, dans les cas même où toute espérance de salut
était perdue et la mort certaine, si l'on eut été réduit aux
moyens connus de guérison.

Il faut remarquer encore que les effets du Huaco ont
été plus prompts, plus positivement favorables lorsqu'il a
été employé seul, que lorsqu'il a été associé à d'autres
moyens, ce que j'avais eu moi-même l'occasion de constater dans le traitement de la fièvre-jaune.

C'est donc avec conviction, et agissant d'après le cri de
ma conscience, que je propose aujourd'hui, pour le traitement du choléra-morbus épidémique, en remplacement
de cette foule de remèdes qui sont conseillés par les auteurs, et qui, le plus souvent, ont été employés sans succès, de l'aveu même de ceux qui les préconisent ; je propose, dis-je, la plante précieuse, connue sous le nom de
Huaco, dont l'application est extrêmement facile, et qui,
jusqu'à ce jour, n'a produit que d'heureux résultats.

Peut être que plus d'un individu, qui, à l'heure du danger, recherchera avec anxiété la précieuse plante, taxera
aujourd'hui mes idées d'être, au moins, exagérées; et parce
que quelques auteurs assurent qu'il ne peut y avoir aucun

spécifique pour guérir le choléra-morbus, ils considèreront ma prétention comme ridicule, sans réfléchir qu'il n'est pas plus impossible que le Huaco soit, ainsi que je le crois, le spécifique de la fièvre-jaune et du choléra-morbus, qu'il n'est impossible que le quinquina soit le spécifique des intermittentes, ce qui bien certainement ne saurait plus être nié de personne ; quoique l'envie, la jalousie, l'ignorance, ou tout ce qu'on voudra, ait, dans son temps, cherché à verser le ridicule sur l'auteur d'une découverte bien précieuse à l'humanité ; quoique l'on soit persuadé que cette substance, qui possède à un si haut degré la vertu anti-périodique, n'est employée qu'empiriquement, parce qu'on n'a pas pu préciser les modifications vitales que son action détermine (1).

Le Huaco fut employé par moi et par beaucoup de personnes dans tout le Mexique, en 1833 ; de ce nombre M. le Dr. Grégoire à Guadalasara (2), et M. le Dr. Sennès, à Véra-Cruz (3) ; et presque toujours avec succès.

Enfin le 1er mai 1850, peu de jours avant la seconde épidémie de choléra qui ravagea cette capitale (Mexico), je fis imprimer une brochure en espagnol, dont ce qui suit est la traduction.

(1) Serait-il indiscret de se demander si le Quinquina n'agit pas sur l'organisation de la même manière que le Huaco, quoiqu'avec une action calmante moins grande, et une action tonique de la vie organique et de la circulation beaucoup plus élevée ? Je n'ose pas affirmer, mais je crois que les choses se passent ainsi.

(2) Voir à la page 55 observation n° 1, une lettre de M. Grégoire, indiquant le traitement de 80 malades.

(3) Voir à la page 58 observation n° 2, une lettre de M. Sennès, faisant la relation de divers cas de choléra.

CHAPITRE IV.

Réflexions médicales sur le choléra-morbus épidémique, et son traitement par la Mikania-Huaco, par J. L. Chabert.

Mexico, 1er Mai 1850.

Jusqu'à présent, ici et partout, si je ne m'abuse, les moyens employés pour guérir le choléra-morbus ont été dirigés contre les symptômes, sans s'occuper des altérations vitales, qui sont le résultat de l'action délétère que l'absorption des miasmes au gaz vénéneux qui produisent la maladie, a exercée sur l'économie animale ; de ce mode de traitement il est résulté que les malades ont succombé toutes les fois que ces altérations vitales primitives, dont les symptômes ne sont que l'expression, ont été assez profondes pour détruire complètement l'équilibre des fonctions des organes.

Si, comme j'en suis convaincu, de l'action sur l'économie, du poison gazeux producteur du choléra-morbus, il résulte, avec une altération particulière du sang : 1° une irritation primitive de tout le système nerveux *cérébro-spinal*, d'où dérivent l'état convulsif de tout le système musculaire et fibreux, les douleurs, les vomissements et les évacuations des premiers moments de la maladie ; 2° et

en même temps, un affaiblissement plus ou moins grand
de l'action que le système nerveux *ganglionnaire* exerce
sur les fonctions des organes et sur la circulation ; affaiblissement qui est incessamment augmenté par l'altération
du sang ; ce qui explique l'abolition ou la suspension de
toutes les sécrétions, l'affaiblissement progressif et rapide
du mouvement circulatoire, et l'abolition, au moins apparente, de la circulation, bien avant que le malade ait succombé ; le refroidissement glacial de la peau, la cianose,
la torpeur des fonctions cérébrales, c'est-à-dire, l'indiffé-
rence des malades, etc. ; et enfin, les évacuations cholériques, qui sont, à mon avis, non pas le résultat d'une sécrétion des muqueuses, inhabiles alors pour toute sécrétion,
mais bien une exhalation, par les porosités des capillaires
sanguins, de la partie séreuse du sang ; une véritable hémorragie blanche que la faiblesse générale et extrême de
la circulation, et l'accumulation antérieure du sang dans
les capillaires sanguins du tube digestif ont rendue inévitable, et qui, presque toujours, se prolonge jusqu'à l'instant même de la mort. Cette exhalation de la partie séreuse
du sang, que j'appelle une hémorragie blanche, sera un fait
évident pour tous ceux qui auront réfléchi à ce qui se passe
dans la fièvre-jaune, et aux rapprochements qui peuvent
être faits entre cette maladie et le choléra-morbus (1), car

(1) Dans l'épidémie du choléra-morbus qui ravagea Mexico, en 1850,
pendant le mois de mai et suivants, il se présenta un nombre de cas de
choléra avec hémorragie par la bouche et par l'anus surtout, au lieu
d'évacuations appelées cholériques, si nombreux, que la population toute
entière fut alarmée par l'idée, qui fut répandue, dans Mexico, que cette

ils resteront convaincus, ce me semble, que si dans la fièvre-jaune les hémorragies tendent à se présenter partout, et sont toujours d'un sang dissous et très-fluide, c'est que dans cette maladie, comparée par plus d'un médecin instruit et judicieux, aux affections scorbutiques sur-aiguës, l'altération du sang est, au moins en apparence, de la même nature que dans ces affections; tandis que dans le choléra-morbus l'altération du sang est d'une nature telle, qu'à l'inverse de ce qui se passe dans la fièvre-jaune, ce liquide animal, dans le choléra, tend toujours à se coaguler, d'où il résulte souvent un ou plusieurs obstacles sur un ou plusieurs points des gros vaisseaux sanguins; ce qui prouve que la fibrine se sépare bien évidemment de la partie séreuse, même du vivant des malades, chez lesquels la circulation générale est presqu'éteinte; la circulation capillaire à peine sensible, l'extase du sang manifeste.

Il est évident que l'empoisonnement gazeux que l'on a nommé choléra-morbus, peut exister et existe en effet à plusieurs degrés; que dans le degré le plus faible, que l'on a nommé et que je nommerai cholérine ou choléra léger, à une irritation de la muqueuse gastro-intestinale, vient s'adjoindre d'une manière peu prononcée l'action du poison gazeux producteur du choléra; mais, dans cette indisposition, qui souvent est suivie du choléra lui-même, le système nerveux cerebro-spinal, quoiqu'impressionné par le poison, n'est surexité que d'une manière

capitale se trouvait être en même temps ravagée par le choléra-morbus épidémique, et par le vomito-prieto, ou fièvre-jaune.

légère, insuffisante pour porter un trouble profond dans l'économie ; et le système nerveux ganglionnaire est affaibli, il est vrai, mais pas assez pour altérer profondément le mouvement circulatoire et pour le suspendre et l'abolir.

C'est dans cette indisposition, appelée cholérine ou choléra léger, que l'on a retiré de bons effets des évacuations sanguines ; des vomitifs, tels que l'ipécacuanha ; des purgatifs salins, des absorbants, des toniques, des aromatiques, des anti-spasmodiques, des calmants, des diaphorétiques, des astringents, des irritants extérieurs. Ces divers moyens ont été préconisés, tour à tour, par les médecins qui en ont obtenu de favorables résultats. On a surtout retiré des avantages positifs de l'emploi du sulfate de quinine, lorsque de la présence des marais, dans le voisinage du lieu où régnait l'épidémie cholérique, il est résulté qu'il y a eu simultanément absorption des gaz des marais, producteurs des intermittentes, et absorption des gaz vénéneux producteurs du choléra ; observation qui peut être appliquée à la fièvre-jaune, maladie dans laquelle l'application judicieuse du sulfate de quinine produit de si bons effets.

Ainsi, on voit dans la cholérine, décorée du nom effrayant de choléra, le médecin triompher très souvent de la maladie qu'il peut combattre, avec avantage, par un très grand nombre de moyens ; mais le tableau varie complètement si l'empoisonnement miasmatique ou gazeux a été complet. Alors, les symptômes les plus effrayants se développent, se pressent, s'accumulent, compromettent presque immédiatement la vie, qui bientôt se trouve sus-

pendue ou complètement abolie, quels que soient les
moyens que l'on mette en usage pour combattre les symptômes, si l'on n'agit pas sur les altérations vitales primitives qui les produisent ; ou qu'un effort de ces mêmes
puissances vitales ne change brusquement l'état violent
dans lequel se trouve toute l'économie, et rétablisse l'ordre
profondément altéré des fonctions des organes.

Mais, existe-t-il des moyens assez efficaces pour agir
à la fois sur le système nerveux *cerebro-spinal* de manière à calmer cette exaltation extraordinaire dans laquelle
il se trouve, et sur le système nerveux *ganglionnaire* et
particulièrement sur le cœur, de manière à réveiller et
entretenir son action, afin que pouvant réagir sur le
sang d'une manière convenable et suffisante, la circulation
soit complètement rétablie, et que le sang portant partout
de nouveau son influence vivificatrice, l'ordre puisse
renaître, les fonctions se rétablir et la santé remplacer cet
ensemble de symptômes qui menaçaient si directement
toutes les sources de la vie ?

Il paraîtra probablement impossible, ridicule même, de
prétendre trouver un moyen qui, agissant simultanément
sur le système nerveux *cerebro-spinal*, qui préside au
mouvement, à la sensibilité, et sur le système nerveux
ganglionnaire qui préside à la circulation et à toutes les
fonctions de la vie organique, produise en même temps le
calme complet du premier et une excitation suffisante du
second ; et cela d'une manière assez prompte pour enrayer
immédiatement les symptômes et faire que l'on voie bientôt, d'une part, tous les symptômes nerveux disparaître ;

et, d'autre part, la circulation générale se rétablir, et avec elle, se rétablir aussi les fonctions des organes, chaleur, sécrétions, excrétions, exhalation, nutrition.

Il est vrai que dans la grande série des remèdes préconisés pour la guérison du choléra-morbus, il n'en existe aucun duquel on puisse raisonnablement attendre ce double résultat; et, au contraire, il sera facile de se convaincre que ceux qui seront propres à agir d'une manière sédative, et calmer l'action exagérée du système nerveux *cerebro-spinal*, auront inévitablement pour résultat d'augmenter la faiblesse du système *nerveux ganglionnaire ;* et que ceux qui seront propres à réveiller l'action de ce dernier agiront en même temps comme excitants, et non comme sédatifs du système nerveux *cerebro-spinal;* raison pour laquelle, comme je l'ai dit déjà, toujours ou presque toujours, les sujets qui ont été atteints du choléra-morbus grave, algide, asphyxique, ont succombé à la maladie, quels qu'aient été les remèdes qui ont été mis en usage pour la combattre et la guérir.

Toutefois, ce moyen existe; il m'est connu : son application est si simple, si facile, que ses effets sont héroïques; toujours, ou presque toujours, il a donné des résultats avantageux. Son application dans le choléra grave, asphyxique surtout, a été constamment suivie d'un amendement des symptômes, et bientôt d'un calme complet ; comme aussi du rétablissement de la circulation, quoique déjà elle se trouvât presque éteinte ; et du rétablissement de toutes les fonctions, malgré qu'elles fussent complètement suspendues.

Ce moyen, dont les effets sont presque miraculeux, consiste dans l'application de la *Mikania Huaco*, en français Houaco, plante qui, depuis un très-grand nombre d'années, est employée contre la morsure des reptiles et la piqûre des insectes vénimeux dont elle est l'antidote certain; que j'ai employée moi-même dans le traitement de la fièvre-jaune ou *vomito-prieto* avec un succès constant; que j'ai proposée, en 1832, contre les ravages du choléra-morbus, et dont les expériences faites en France ont répondu à ma prévision; que j'ai employée et vu employer, dans cette maladie, en 1833, à la Véra-Cruz, avec un succès constant et qui ne s'est pas démenti. Et, en effet, dans la *fièvre-jaune* de même que dans le *choléra*, dans le choléra de même que dans la fièvre-jaune, je n'ai vu succomber que les individus qui portaient des altérations antérieures et profondes de quelque organe important qui ne permettaient pas la guérison.

La *Mikania Huaco* est donc pour moi le moyen, le seul peut-être, qui puisse être employé dans le traitement du choléra-morbus grave, algide, asphyxique, avec un espoir fondé de succès. Et je crois, avec la confiance qui résulte d'une profonde conviction, que cette plante précieuse est un spécifique certain contre la fièvre-jaune, contre le choléra-morbus, et probablement aussi contre la peste du levant et contre la plupart des névroses; comme elle est, à n'en pouvoir douter, un spécifique certain, infaillible, contre la morsure des reptiles venimeux; comme aussi elle est un puissant moyen pour combattre les accidents des typhus et toutes les maladies qui reconnaissent pour cause l'action des miasmes, de quelque nature qu'ils soient; et enfin un moyen suffisant pour rétablir les forces générales, épuisées par n'importe quelle maladie, lorsque, dans la convalescence, on ne les verra pas se rétablir d'une manière progressive et assez prompte, d'après l'opinion du médecin qui aura soigné le malade.

Je conseille donc aujourd'hui, 1er mai 1850, comme je l'ai conseillé en 1832 et 1833, l'emploi de ce nouveau moyen pour le traitement du *choléra-morbus*, avec la conviction de ses bons effets. Je me flatte de l'espérance que les personnes qui me connaissent me rendront la justice d'être bien convaincues que, dans cette démarche toute philanthropique, je ne suis mû ni par un vain sentiment d'amour-propre, ni par un vil motif d'intérêt, mais seulement par le cri de ma conscience et par mon ardent amour pour l'humanité, au soulagement de laquelle j'ai consacré et je pourrais dire sacrifié mon existence toute entière.

La méthode qui suit ces quelques lignes que j'ai crues indispensables, contient la manière dont cette plante doit être employée. Je recommande, et c'est pour moi un devoir, que, à moins d'une impossibilité matérielle, l'application en soit faite par un médecin ou sous sa surveillance, parce qu'il saura et pourra en retarder, suspendre ou supprimer l'usage lorsque, par suite d'une forte réaction, il pourra craindre quelque congestion dont les résultats pourraient être funestes (1).

(1) Avant l'épidémie de 1850 mon opinion, conforme à celle de la Société de médecine de Bordeaux, et de M. le docteur Emile Pereira,

CHAPITRE V.

TRAITEMENT DU CHOLÉRA-MORBUS ÉPIDÉMIQUE

AVEC LA MIKANIA HUACO

Par Jean-Louis CHABERT, docteur en médecine, etc.

Lorsqu'il se présentera le plus léger symptôme cholérique, il faudra coucher le malade dans une pièce suffisamment aérée; lui faire sur tout le corps une friction avec de l'huile chaude, l'envelopper dans une couverture de laine chaude, lui appliquer des bouteilles pleines d'eau chaude à la plante des pieds, et s'il éprouvait des douleurs de tête, des éblouissements, des menaces d'évanouissement, lui appliquer sur le front et sur les tempes des compresses d'eau froide, acidulée avec un quart de vinaigre.

son rapporteur, était qu'une forte dose de Huaco pouvait produire des congestions mortelles, provoquées par une réaction trop forte; et, comme on le verra plus tard, les congestions sont toujours le résultat de réactions incomplètes, et le moyen certain de les éviter est de donner dans les cas graves, une dose de Huaco, plutôt exagérée que trop faible.

On lui donnera chaque quinze minutes, une dose de Huaco, alternant une grande cuillerée (demi-once) d'eau alcoolisée avec la teinture de Huaco, avec une dose de la décoction de cette plante; c'est-à-dire qu'on lui donnera immédiatement une cuillerée d'un mélange fait avec huit cuillerées d'eau sucrée et une cuillerée de teinture alcoolique de Huaco; quinze minutes après, on lui donnera une huitième partie de la décoction de la plante, environ deux onces; et l'on continuera à donner alternativement l'eau alcoolisée et la décoction, de quinze en quinze minutes, jusqu'à ce que les symptômes se soient calmés; que la langue et la peau ayant recouvré leur chaleur naturelle, que le pouls se soit développé, et que l'on observe une sueur suave et générale; alors on continuera le Huaco, mais on ne le donnera plus que chaque trente minutes.

Lorsque les symptômes du mal seront disparus, que la chaleur de la peau sera plus élevée que dans l'état de santé, que le pouls assez développé sera plus accéléré que dans l'état normal, on éloignera davantage encore les doses du Huaco; on ne les donnera plus que toutes les heures, et même seulement toutes les deux ou trois heures; et enfin, on supprimera complètement son administration.

Lorsqu'on aura obtenu la réaction, c'est-à-dire la cessation des symptômes cholériques, le développement et une certaine accélération du pouls, une chaleur générale et égale, et une sueur suave et générale aussi, il sera d'autant plus important de retarder et même de suspendre ou supprimer les doses de Huaco, que, de l'abus de son administration à cette époque, il pourrait résulter des congestions cérébrales plus ou moins graves, qui mettraient en péril la vie du malade (1). Le médecin qui possède la confiance de la famille à laquelle appartient le malade, devra être chargé de surveiller l'administration de cette plante, dans ces cas, et s'il était possible, pendant tout le temps du traitement; mais, dans le cas où il se présenterait quelque phénomène de congestion, le médecin seulement pourra déterminer s'il convient d'avoir recours aux extractions de sang, aux révulsifs, aux applications locales froides, ou à quelque autre moyen que l'on ne peut ni prévoir, ni signaler, mais pour lesquels le médecin, avant de les indiquer, consultera les circonstances qui entourent le malade, de même que son organisation tant physique comme morale.

Dans le cas où la décoction de Huaco ne pourrait pas être donnée quinze minutes après la première dose d'eau alcoolisée avec la teinture, on continuerait à donner, chaque quinze minutes, une de ces cuillerées jusqu'à ce qu'il fût possible de les alterner avec la décoction.

(1) Divers cas de choléra-morbus, grave, algide, asphixique, qui sont consignés dans les observations nᵒˢ 1, 2, 3, 4, 5, 6 et 7, le Huaco a été donné par imprudence, à des doses extrêmement élevées, et bien loin de voir se produire des congestions, la réaction a été presque immédiate, complète, et la santé a été rétablie en quelques heures. Ces faits m'ont convaincu que dans le choléra grave il fallait agir avec le Huaco, comme on le fait dans les intermittentes pernicieuses avec la quinine; c'est à dire, donner d'abord une première dose assez forte pour qu'elle puisse, à elle seule, produire la réaction; c'est ce que j'ai fait depuis dans tous les cas de choléra grave qui se sont présentés à moi, et toujours j'ai eu le même résltat, réaction presqu'immédiate et complète, rétablissement de la santé en quelques heures.

On prévient que l'administration de n'importe quelle autre médecine, en union du Huaco, est presque toujours nuisible et complètement inutile, puisqu'elle peut contrarier l'action du Huaco, sans pouvoir, dans aucun cas, rien ajouter à ses vertus.

On prévient aussi que dans le cas assez rare, mais qui peut se présenter, où l'administration du Huaco, par la bouche, ne supprime pas d'une manière absolue les vomissements et les évacuations, ou que ces accidents se reproduisent après avoir été supprimés; un lavement fait avec deux petites tasses de décoction de Huaco, sera suffisant pour les faire cesser et qu'ils ne reparaissent plus.

Quatre jours comptés du moment où l'on aura obtenu le retour de la chaleur à la peau, seront suffisants pour la complète guérison.

Depuis le moment de l'invasion du mal jusqu'à ce que l'on ait abandonné complètement l'usage du Huaco, la nourriture consistera en deux, trois et tout au plus quatre cuillerées, chaque trois ou quatre heures, d'une crême de maïs, de riz, de sagou.

Si le malade éprouvait de la soif, on pourrait lui donner, de temps en temps, une ou deux gorgées d'eau froide, et mieux encore un morceau de glace; mais il vaudrait mieux qu'il prît des gorgées d'eau froide coupée avec un quart de décoction de Huaco.

Les boissons et les aliments seront donnés au malade à la température qu'il voudra; il est indifférent qu'ils soient chauds, tièdes, froids. On pourra les édulcorer avec le sirop de gomme ou le sirop de coing; mais il sera préférable de les édulcorer avec le sucre.

La guérison ne se considérera comme consolidée, que lorsque toutes les sécrétions, et notamment celle de l'urine, seront complètement rétablies.

Quoique les guérisons de choléra, par l'administration du Huaco, ne soient pas suivies de convalescences longues et pénibles, il sera très-intéressant que les convalescents ne retournent à leur alimentation habituelle, si ce n'est progressivement, de manière qu'il se passe huit jours depuis qu'on aura complètement abandonné l'usage du Huaco, jusqu'à celui de la nourriture ordinaire, dans l'état antérieur de santé.

On devra éviter avec soin, l'action de l'air froid et humide, et avoir la précaution de s'habiller plus chaudement que d'habitude.

On devra éviter, avec le plus grand soin aussi, toutes les causes possibles d'agitation morale (1).

Nota. 1° L'eau-de-vie, ou teinture alcoolique de Huaco, sera faite par déplacement; ou bien on mettra en infusion, dans une livre et demie d'alcool, une once et demie de tiges broyées, et demi-once de feuilles en poudre; et s'il n'y avait pas de feuilles, trois onces de la tige de Huaco dans une bouteille bien bouchée; cette teinture pourra être employée après huit jours de macération;

2° Pour faire la décoction, on mettra dans un vase verni deux dragmes de la tige et demi-dragme de feuilles de Huaco; et si

(1) Les réflexions qui suivent sont le complément indispensable du plan de traitement qui fut tracé à Mexico; avec cette modification qui est le résultat de l'expérience, ce plan de traitement se trouvera complet et pourra être suivi avec une confiance aveugle.

l'on n'a pas de feuilles, demi-once de tiges, le tout brisé menu, à moitié broyé, avec une bouteille d'eau; on fera bouillir jusqu'à réduction d'un tiers; l'on passera, pour l'usage indiqué dans le plan de traitement;

3° On peut aussi faire usage, dans le traitement du choléra, de la teinture éthérée de Huaco; mais ce moyen est extrêmement actif, ses effets doivent être surveillés; il ne faut l'employer qu'à des doses extrêmement faibles, cinq ou six gouttes sur un morceau de sucre, dans les cas graves seulement, et sous la direction d'un médecin; et, dans tous les cas, il faudrait le suspendre au premier phénomène de réaction.

En ajoutant au plan de traitement qui précède, une indication relative à la manière dont le Huaco doit être administré dans le choléra grave, aligide, asphyxique, ce plan de traitement sera complet et pourra être suivi avec confiance, par les personnes qui se détermineront à faire usage du Huaco dans le choléra, dans le cas triste mais très-probable que nous soyons de nouveau visités par ce fléau.

Les indications prescrites dans le plan de traitement, sont applicables à tous les cas de choléra; mais les doses signalées sont presque toujours insuffisantes, et surtout lorsqu'il s'agit des cas de choléra asphyxique qui compromettent la vie d'une manière directe, instantanée, immédiate. Dans ces cas extrêmes où le malade est froid, sans pouls, la figure cianosée, avec des crampes horribles, des évacuations et des vomissements bien évidemment cholériques ou de véritables hémorrhagies, comme dans la fièvre-jaune, il couvient de donner immédiatement dans un peu d'eau froide sucrée, de demi-once à une once et demie de teinture alcoolique de Huaco ; et presque toujours cette première dose suffit pour calmer les accidents et produire une complète réaction, dans l'espace de quinze à trente minutes. La réaction obtenue, la maladie se termine ordinairement en quelques heures ; s'il n'en est pas ainsi, il faudra rentrer, pour les soins et remèdes, à continuer, dans l'ordre et la nature des prescriptions indiquées dans le plan de traitement dont ces quelques lignes sont le complément.

Enfin, après avoir fait observer que l'on trouvera réunies, à la fin de ce mémoire, deux notes importantes de MM. les docteurs Grégoire et Sennés, sous les n⁰ˢ 1 et 2, et dix-huit observations de sujets guéris par l'usage du Huaco, dont sept de choléra grave, une de choléra avec asthme convulsif, trois d'asthme convulsif ; une, composée de sept cas de coqueluche ; une de convulsions habituelles avec accès épileptiques ; une de convulsions de l'enfance ; une d'asphyxie des nouveaux-nés ; une de congestion cérébrale passive ; une de diarrhée chronique ; une de rage confirmée, je répèterai de nouveau que dans le choléra grave, algide, asphyxique ; lorsque le malade est d'un froid glacial, sans pouls, la figure cianosée, avec des crampes horribles, des vomissements et des évacuations bien évidemment cholériques, presque tous les moyens employés, le sont presque toujours inutilement, et le malade succombe. Et c'est précisément dans ces cas désespérés, presque constamment mortels, que le Huaco, administré à doses élevées, fait taire tous les symptômes d'une manière presque magique, et rétablit en quelques heures, la santé du malheureux qui, sans ce moyen, eût quasi infailliblement succombé d'une manière violente et immédiate.

Dans ces cas désespérés, une faible dose de Huaco rappelle le pouls ; mais, si la vitalité du cœur est presque éteinte, la réaction n'a pas lieu, le pouls disparaît bientôt ; et quoiqu'une seconde et une troisième doses le réveillent encore, l'action du Huaco sur la contractilité de cet organe, finit par ne plus être exercée, et la mort du sujet a lieu. Dans les cas où le cœur conserve un certain degré de force propre, il est réveillé de sa torpeur par une faible dose de Huaco, et la réaction a lieu ; mais l'impulsion qu'il a reçue n'étant pas assez forte pour être ressentie par tout l'arbre circulatoire, les capillaires des organes qui, tous, se trouvent extraordinairement engorgés, ne peuvent imprimer au sang le mouvement nécessaire pour qu'il puisse rentrer dans la circulation, et les congestions passives en sont le résultat. Dans ces cas, on voit quelquefois survenir une convalescence incertaine de huit à douze jours, pendant lesquels les capillaires des intestins laissent exhaler une partie du sang qui les engorge, ce qui est rendu évident par la nature des évacuations ; et comme ces mêmes phénomènes se passent dans les capillaires du cerveau, on voit bientôt se développer tous les symptômes d'une congestion passive ; une torpeur persistante, une douleur sourde, un délire toujours croissant, un état particulier que l'on baptise du nom de typhus, auquel le malade succombe toujours, et d'une manière inévitable ; parce que tous les symptômes observés dans ces cas, sont le résultat d'une collection formée par le sang qui s'est exhalé des capillaires du cerveau, comme il s'est exhalé des capillaires des intestins et dont nous avons rencontré les traces dans les évacuations.

Si, dans tous les cas, on donne au contraire au malade qui paraît prêt à expirer, une forte dose, une dose même exagérée de Huaco ; par la double action exercée par cette plante, on voit, d'une part, l'état de spasme, à quelque degré qu'il se trouve, se dissiper rapidement ; et d'autre part, en même temps que l'estomac, réveillé de sa torpeur, est de nouveau propre à remplir ses fonctions, on voit le cœur recouvrer toute sa force contractile, et la communiquant jusqu'aux capillaires les plus ténus, la circulation se rétablir quasi instantanément et d'une manière tellement complète et absolue, que cette réaction est suivie, en peu d'heures, du rétablissement de la santé et du retour à l'ordre de toutes les fonctions des organes, chez des individus que la mort paraissait avoir enveloppés dans un réseau de fer que rien ne paraissait pouvoir briser.

Éclairé par les faits que je viens de signaler et qui ont été le résultat du hasard ou de l'imprudence, j'ai donné, dans les cas de choléra grave, pour lesquels j'ai été appelé ; j'ai donné immédiatement pour première dose, de demi-once à une once et demie de teinture alcoolique de Huaco, et jai vu constamment la réaction suivre de près l'ingestion de cette première dose (de dix à trente minutes après) et se soutenir jusqu'à la disparition totale du danger ; moins dans les cas où une altération antérieure et profonde de quelqu'organe ne permettait pas la guérison ; et dans les cas fort rares où le cœur était presqu'éteint et donnait à peine un faible signe de l'impression du remède. De manière que, toutes les fois que la vitalité du cœur n'était qu'engourdie, ce qui était presque toujours, la réaction obtenue, le pouls prenait progressivement de l'énergie, du développement, et la guérison était certaine. Mais si sa sensibilité était presqu'éteinte; si le pouls, après s'être présenté, au lieu de prendre du développement et de la vigueur, s'affaiblissait peu à peu pour disparaître de nouveau; la mort était certaine, quels que fussent les moyens employés pour combattre et éviter ce funeste résultat. Dans le choléra-morbus, le Huaco est donc, pour moi, le premier moyen, le seul peut-être, avec lequel on soit certain d'obtenir promptement une complète réaction, toutes les fois que cette réaction n'est pas absolument impossible; et de rétablir l'ordre normal et la santé d'une manière presque magique, surtout dans ces cas extrêmes où la vie paraît brusquement anéantie, l'asphyxie imminente, la mort presque certaine; dans les cas même de mort apparente, comme on le verra par une de mes observations; si l'on parvient à faire prendre dans ces cas, et d'un seul coup, une forte dose de Huaco, une dose plutôt exagérée que trop faible, et que l'on devra introduire par lavement si la déglutition était impossible.

Que l'on me pardonne, si après avoir promis de ne parler du choléra que pour en établir le traitement par le Huaco, je me permets, sur cette maladie, quelques observations complètement étrangères à cette plante, qui, par cela même, pourront paraître oiseuses, déplacées, et auxquelles je n'attache pas moins quelqu'intérêt.

CHAPITRE VI.

Quelques réflexions sur la médication du choléra sans recourir au Huaço ; remèdes qui devront être préférés.

Dans une foule de cas de choléra, la réaction obtenue, n'importe par quel moyen, la maladie n'est pas terminée ; d'autres fois encore on n'a pas besoin de provoquer de réaction. Quels seront, dans ces cas, les moyens qui devront être employés ?... Faudra-t-il avoir recours aux astringents, au nitrate d'argent fondu, à l'acétate de plomb, à l'opium ? Je ne le pense pas. Je crois, au contraire, que si dans ces cas on se donne la peine de raisonner froidement avant d'agir, on s'abstiendra dans tous les cas, et d'une manière absolue, de ces moyens, car on aura bientôt acquis la conviction que les astringents et surtout la cautérisation, doivent être beaucoup plus nuisibles qu'utiles ; puisqu'en supposant qu'avec eux on parvienne à faire cesser les évacuations, on n'aura fait qu'écarter un symptôme sans avoir modifié l'altération vitale qui le produit ; et qu'avec les préparations opiatiques on ne pourra obtenir d'autre résultat que de voir s'augmenter encore l'état de faiblesse extrême que nous avons observée, et qui est telle, dans l'estomac, que cet organe n'est plus propre à remplir ses fonctions (1) ; conséquemment d'augmenter les évacuations que l'on désire supprimer à tout prix, et de se convertir en auxiliaire de la maladie ; quelquefois même de produire un véritable empoisonnement, et toujours d'augmenter la disposition aux congestions cérébrales. Comment devra donc se conduire l'homme de l'art pour ne pas s'exposer, par une médication irrationnelle, à se convertir en auxiliaire du mal, au lieu d'aider la nature dans ses efforts conservateurs ; de la mettre à même de pouvoir poursuivre sa tâche et de triompher quelquefois? Il devra, avant d'agir, l'interroger avec intelligence et de bonne foi ; au lieu de se nourrir d'illusions, observer la marche qu'elle suit, cette sage, mais trop souvent impuissante nature, pour se débarrasser du mal qui l'opprime, lorsqu'elle est réduite à ses propres ressources. D'une manière constante, tous, nous avons pu observer que dans les cas où malgré que la réaction s'est soutenue, les évacuations ont continué, ces évacuations, sans être diminuées en quantité, perdaient peu à peu leur caractère cholérique, qu'elles devenaient troubles, que bientôt elles se teignaient de jaune, et qu'enfin elles devenaient brunes et même noires, ce qui avait lieu par l'exhalation du sang des capillaires qui jusqu'alors n'avaient laissé échapper que de la sérosité ; mais que

____

(1) Parmi les observations de choléra qui sont réunies à la fin du mémoire, on en trouvera une relative à un malade dont l'estomac avait conservé, pendant dix jours, des aliments pris et en quantité. Un autre chez lequel de la salade fut rendue complètement intacte après deux jours de séjour dans l'estomac et les intestins. (*Observations* 8 *et* 9.)

bien évidemment ces évacuations contenaient une quantité plus ou moins grande de bile, ce qui indique, si je ne me trompe, que dans le choléra-morbus, de même que dans la fièvre-jaune, de tous les organes sécréteurs le foie est celui qui a conservé le plus de force d'action, celui qui est le moins affaibli; un de ceux, sinon le seul, que la nature paraît avoir choisis pour centre de ses efforts d'élimination du poison, de résolution du mal. Que devra faire le médecin dans ces cas si nombreux où il n'a pas besoin de provoquer de réaction, et dans ceux ou, après l'avoir obtenue, il voit la maladie continuer sa marche et, quoique favorablement modifiée, compromettre incessamment la vie des malades confiés à ses soins?... Il devra, je crois, suivre l'impulsion de la nature, et au lieu de s'en laisser imposer par l'idée d'une dyssenterie et par des évacuations, dont la suppression provoquée ne pourrait qu'aggraver le mal, chercher à réveiller l'action de tous les organes, et plus particulièrement l'action du foie; solliciter la sécrétion de la bile, en augmenter la quantité autant que possible; réveiller et soutenir l'action du système nerveux ganglionnaire au moyen de toniques appropriés, évitant d'irriter les surfaces. Dans tous ces cas donc, l'usage du sulfate de quinine, à la dose de quatre à huit grammes par jour, uni à l'extrait de laitue, au nitre et à la morphine à doses excessivement réfractées, donné en pilules et alternativement avec les purgatifs salins ou le proto-chlorure de mercure, uni à la rhubarbe à doses brisées mais suffisantes, pour procurer journellement trois ou quatre évacuations provoquées, seront les principaux remèdes qui devront être employés ; dans plusieurs cas de cette nature, j'y ai eu recours moi-même et avec un succès complet. Ces moyens, du reste, sont ceux qui forment la base de mon traitement de la fièvre-jaune, et avec lequel j'obtiens de si favorables résultats, dans cette maladie, depuis 1826.

Plusieurs individus, à Mexico, pendant l'épidémie de 1850, l'ont employé d'une manière banale et n'en ont pas moins obtenu quelques succès qui ont été exagérés, ce qui est le privilège de l'empirisme (1). Mais, soit qu'ils l'aient employé d'une manière purement empirique, soit qu'ils aient été dirigés par le raisonnement, ils n'en ont pas moins agi d'une manière plus rationnelle que les donneurs d'astringents, de nitrate d'argent fondu, de préparations de plomb, de l'opium.

Dans l'opuscule sur le choléra que j'ai publié à Mexico le 1er mai 1850, peu de jours avant les premiers cas de cholérine, qui furent comme le prélude de l'épidémie de choléra qui a ravagé cette capitale pendant les mois de mai, juin, juillet et août de la même année, j'ai dit que pour moi les évacuations cholériques étaient une hémorrhagie, à laquelle je donnais le nom d'hémorrhagie blanche, attendu que, dans mon opinion, les modifications vitales qui, dans la fièvre-jaune, produisent les hémorrhagies par la bouche et par l'anus, étaient les mêmes que

(1) Les individus dont il est question faisaient usage du proto-chlorure, à la manière anglaise ; ils ne donnaient aucun autre remède, ni tonique, ni calmant, et ils perdirent beaucoup moins de malades, que plus d'un médecin.

celles qui, dans le choléra-morbus, produisent les vomissements et les évacuations cholériques. Dans le cours de
l'épidémie qui a sévi à Mexico en 1850, des faits nombreux sont venus démontrer que j'avais eu raison de rap-
procher les vomissements et évacuations de nature cholérique, des hémorrhagies que l'on observe dans la fièvre
jaune. Pendant tout le temps qu'a duré l'épidémie, et dès
son début, dans une foule de cas, des individus bien évidemment cholériques et qui en ont présenté tous les
symptômes, moins les évacuations et les vomissements
cholériques ; ces évacuations et ces vomissements ont été
remplacés par des hémorrhagies de la bouche et de l'anus,
qui seraient identiques à celles qui constituent l'un des
caractères de la fièvre-jaune, si le sang des hémorrhagies
observées dans cette dernière maladie n'étaient pas for-
mées par un sang plus dissous que celui qui constitue les
hémorrhagies du choléra. Les cas dont il est question se
sont multipliés au point que, pendant quelque temps, la
presque totalité de la population et beaucoup de médecins
avec elle ont cru, et ses derniers ont propagé l'idée, que
ce double fléau, la fièvre-jaune et le choléra, exerçait
simultanément ses ravages sur la population de cette capitale.

Je crois que ce qui a été observé au Brésil, à Rio-
Janeiro et autres lieux, pendant la même épidémie et plus
tard, doit être expliqué de la même manière, parce qu'il
me paraît impossible que ces deux maladies existent en
même temps dans les mêmes lieux ; que jamais, avant
cette époque, il n'a été observé des cas de fièvre-jaune

dans l'Amérique du sud ; que, conséquemment, si pendant que l'on croyait à Rio-Janeiro avoir à la fois à combattre le choléra et la fièvre-jaune, parce que sur des sujets qui présentaient des symptômes de choléra, au lieu des vomissements et des évacuations cholériques, on observait des hémorrhagies par la bouche et par l'anus, analogues à celles qui ont lieu dans la fièvre-jaune, il faudrait admettre que ce qui a été observé à Mexico prouve la présence simultanée de ces deux maladies dans cette capitale du Mexique, où, par sa température et sa position topographique, il est matériellement impossible que la fièvre-jaune puisse se propager ou se développer spontanément.

Je crois donc que la seule différence qu'il y a entre le choléra-morbus avec évacuations cholériques, et le choléra-morbus avec évacuations de sang dissous, comme dans la vomito prieto ou fièvre-jaune ; c'est que dans le premier l'hémorrhagie ne contient que la partie séreuse du sang, et que dans le second l'hémorrhagie contient la totalité des substances qui composent ce liquide animal. Toutefois, il n'est pas impossible que cette croyance soit une erreur. Je supplie ceux de mes confrères, dont l'opinion serait différente de la mienne, de la faire connaître ; bien certains que toujours ils me trouveront disposé à me rendre à des raisons qui soient propres à satisfaire et à convaincre, à la fois, ma conscience et ma raison.

CHAPITRE VII.

Depuis que le choléra épidémique a fait dans le nouveau monde sa première apparition, un fait notable et évident pour tous, c'est que la fièvre-jaune n'a pas exercé en Amérique d'aussi grands ravages que pendant les temps antérieurs ; que cette maladie, qui s'y développe toutes les années, a été en général plus bénigne et a sacrifié beaucoup moins de victimes, parce que l'art a pu la combattre avec plus d'avantage et la guérir dans le plus grand nombre de cas.

Cette différence de gravité de la fièvre-jaune et ces résultats proportionnellement plus favorables, obtenus par son traitement, peuvent bien, dans quelques localités , comme la Nouvelle-Orléans et New-Yorck, être expliqués par les améliorations, dans l'état sanitaire, qui résultent des nombreux travaux d'assainissement qui ont été exécutés ; ayant tous pour motif et donné pour résultat d'éloigner, diminuer, détruire les foyers d'infection reconnus comme cause réelle, indispensable pour que cette maladie puisse se développer ; mais il en est d'autres, dont plusieurs sur le sol mexicain, pour lesquelles ce motif ne saurait être invoqué. Dans l'une de ces dernières, la Véra-Cruz, où la fièvre-jaune, a exercé, depuis bien des années, des ravages constants ; dont les causes locales sont si nombreuses, si faciles à signaler, qui sont aujourd'hui (1852), absolument les mêmes qu'avant la première apparition du choléra (1833), par la raison bien simple qu'il n'a été rien fait pour les détruire, les diminuer au moins ; de sorte qu'il peut être affirmé que s'il y a une différence dans l'intensité des causes, c'est plutôt en plus qu'en moins qu'il faudrait les apprécier, et que conséquemment on devrait y observer des épidémies de fièvre-jaune, plus meurtrières que dans les temps antérieurs, et cependant, c'est tout le contraire qui s'y fait remarquer ; et dans ces lieux si malsains, la fièvre-jaune n'en a pas moins perdu de sa gravité ; comme elle l'a perdue dans les lieux les plus favorisés, sous le rapport d'une police sanitaire, sagement organisée et agissant constamment dans l'intérêt de la santé publique.

De ce point de fait positif, patent, et qui ne saurait être expliqué par des causes ordinaires et qui puissent être appréciées, puisque le climat n'est nullement changé sous le double rapport de la chaleur et de l'humidité, il paraîtrait résulter que ces causes, qui sont évidemment les miasmes, effluves, ou gaz putrides, qui s'exhalent incessamment des foyers d'infection ; lesquels miasmes introduits dans l'économie produisent l'empoisonnement auquel on a donné le nom de fièvre-jaune : il paraîtrait résulter, dis-je, la quasi-certitude que ces causes ont été modifiées, ou plutôt que leur action sur l'économie animale a été notablement affaiblie par la présence dans l'atmosphère de cette cause générale, inconnue qui, partie des bords du Gange, a pu envahir rapidement le monde entier, où elle ne peut-être appréciée encore, si ce n'est par ses funestes effets, qui partout ont été les mêmes, la production du choléra.

Du fait que je viens de rapporter, il me paraît résulter que, probablement, cette cause générale, occulte, inappréciable, qui, par son action sur l'organisation humaine, détermine les modifications vitales qui caractérisent le choléra, n'a plus cessé d'exister sur les points du globe où elle a été une fois introduite ; que lorsque le choléra cesse d'exercer ses ravages dans une localité, d'en disparaître même d'une manière complète, pour un temps plus ou moins long, ce n'est pas parce que cette cause a cessé d'exister, mais parce que cette cause première, venue de l'Asie, a besoin, pour pouvoir agir comme poison sur le corps humain, d'être modifiée ou développée, mise en jeu par l'action sur elle d'une autre cause tout aussi inconnue, inappréciable, que la première, et qu'il faudra probablement chercher dans des phénomènes d'électricité ; que cette modification , qui est accidentelle, lui faisant défaut, la cause principale devient inerte, purement latente, jusqu'à ce qu'une modification de la même nature, vienne de nouveau réveiller son action, la mettre en jeu, et lui rendre le funeste privilége de donner naissance au choléra. Sans la permanence de cette cause première, occulte, latente, il serait à peu près impossible d'expliquer cette diminution positive, dans le degré d'action des causes propres au développement de la fièvre-jaune. En admettant la permanence de cette cause générale et l'action sur elle d'une cause secondaire et accidentelle qui la mette en jeu, on s'explique facilement la réapparition du fléau sur divers points, tous plus ou moins éloignés de ceux qui sont actuellement envahis, pour lesquels, par conséquent, il ne peut être raisonnablement invoqué ni la contagion, qui ne serait, dans ce cas, qu'un mot vide de sens, ni la propagation par voie d'irradiation ou d'extension progressive, et de proche en proche, de cette cause première, inconnue, qui produit le choléra.

Quoiqu'il soit vrai que le choléra se soit développé et ait exercé ses ravages presque partout, dans les pays les plus salubres comme dans les plus mal sains, il est vrai aussi, qu'une fois développé dans une contrée, on le voit le plus souvent se montrer et se propager sur les bords des fleuves, parmi les peuples dont les habitations sont humides et ont dans leur voisinage des marais, des flaques d'eau stagnante, et que ce n'est qu'après avoir exercé sur elles les plus grands ravages qu'il s'irradie au loin, porté probablement sur les ailes d'une terreur qui en devient l'auxiliaire le plus redoutable.

De cette circonstance de terrains bas, humides, enveloppés par une atmosphère chargée des émanations qui s'exhalent des marais et des flaques d'eau corrompue, il résulte une foule de complications, de modifications vitales qui pourront embrasser tous les degrés des irritations gastriques, tous les degrés des affections bilieuses, tous les degrés surtout des fièvres intermittentes, qui pourront varier, depuis l'intermittente la plus bénigne, jusqu'à l'intermittente pernicieuse la plus grave. Cette réunion sur les mêmes individus de l'empoisonnement qui constitue le choléra, avec l'empoisonnement par les gazs des marais qui produisent les intermittentes, aura aussi pour résultat d'imprimer le caractère rémittent à toutes les complications qui peuvent être ralliées à n'importe quelle irritation gastrique, ce qui pourra être facilement apprécié.

De toutes ces complications, il résultera sans doute un nombre infini de modifications apparentes dans le développement et la marche du choléra, et qui en augmenteront la gravité; mais il restera au médecin attentif, dans ces cas si graves, l'espoir fondé de voir se dissiper, comme par enchantement, cet état de mort qui paraît entourer le malade, toutes les fois que, par l'application immédiate et rationnelle des anti-périodiques et surtout du sulfate de quinine, le plus efficace d'entre eux, il aura le bonheur de faire cesser l'intermittence ou la rémittence ; car il aura alors dans presque tous les cas la satisfaction de voir se dissiper en même temps tous les symptômes cholériques, et la santé se rétablir, sans avoir besoin de recourir à l'emploi d'aucun autre moyen.

Partout on a pu observer que lorsque le choléra exerce ses ravages, la raison abandonne l'homme, dont la tête est la plus favorablement organisée, et que ce riche et brillant attribut, qui place l'homme au premier rang parmi les êtres organisés, se trouve remplacé par un sentiment indéfinissable autant qu'involontaire de frayeur, et que les classes non pensantes se trouvent maîtrisées, constamment dominées par la plus violente terreur. Et

comme cette terreur, qui maîtrise l'homme le plus coura-
geux ainsi que l'être le plus faible, est malheureusement
l'état moral le plus propre au développement et à la propagation de la maladie ; le plus propre à convertir en une
maladie grave la plus légère indisposition. Comme la terreur enchaîne, détruit même d'une manière complète tout
moyen de réaction, il résulte de cet état fâcheux du moral
que tous les efforts que fait la nature, tous ceux que fait
le médecin pour réveiller et soutenir une vie qui est prête
à s'éteindre sont vains, le malade succombe toujours; de
sorte qu'il peut être établi comme un fait que la terreur
augmente évidemment la mortalité.

Mais, si tous nous convenons que la terreur est presque toujours la compagne du choléra, qu'elle en est l'auxiliaire le plus redoutable, pourquoi ne pas chercher à
prévenir cet état indéfinissable et fâcheux du moral des
populations envahies par le choléra, avant que cet ennemi
se trouve en présence? Pourquoi l'attendre pour parler
des précautions qui sont propres à diminuer le mal qu'il
peut faire? Pourquoi réserver les conseils pour le moment
où ils ne pourront être ni compris, ni appréciés, ni suivis?
Sans doute que lorsque le choléra se déclare sur un point
donné d'un territoire, l'autorité intervient aussitôt, et
presque toujours cette intervention, qui est juste et nécessaire, bien loin de rassurer les populations, contribue
puissamment à changer en un sentiment formel de terreur
le sentiment de crainte vague qui commençait à se propager. Et cela pourquoi? Parce que cette intervention est
arrivée trop tard.

Si le peuple pouvait être convaincu de cette vérité incontestable que la maladie qui l'afflige perdra inévitablement, d'une manière progressive et rapide, toute son intensité, pour disparaître bientôt , dans les cas même où il ne serait rien fait pour la combattre ; que les moyens d'obtenir qu'une maladie légère ne se change pas en une maladie grave ; qu'une maladie grave disparaisse pour faire place à une indisposition légère, qui s'éteindra d'elle-même ou au moyen du plus faible secours médical ; que ces moyens consistent à écarter tout sentiment de crainte ; à ne pas sortir du cercle de ses habitudes ordinaires si elles sont modérées, à les modérer si elles sont désordonnées ; à s'habiller toujours de manière à éviter complètement les impressions faites à la peau par les changements brusques de température; à éviter les réunions trop nombreuses dans les lieux privés d'une suffisante ventilation ; à ne pas se coucher trop tard ; à éviter dans sa nourriture toutes les substances irritantes ou indigestes; à éviter avec le plus grand soin toute espèce d'excès.

Oui, avec l'exécution de ces préceptes bien simples et qui seraient suivis, s'il y avait conviction qu'en s'y conformant on éviterait une grande partie du mal , le choléra aurait bientôt perdu sa funeste gravité et ne serait plus qu'une maladie ordinaire et de laquelle des secours bien dirigés triompheraient presque toujours.

CHAPITRE VIII.

Observations propres à constater les avantages immenses qui peuvent être retirés de l'administration du Huaco, en faveur de l'humanité.

OBSERVATION Nº 1.

CHOLÉRA-GRAVE.

Notes de M. le docteur Grégoire de Guadalaxara, constatant les bons effets du Huaco, dans quatre-vingts cas de choléra, etc.

Guadalaxara, 10 *décembre* 1833.

A M. LE DOCTEUR CHABERT, A MEXICO.

Monsieur et très honoré confrère,

L'espoir de pouvoir vous adresser un certain nombre d'observations circonstanciées sur les effets du Huaco, dans le traitement du choléra-morbus, m'a fait différer jusqu'à ce jour de répondre à votre agréable lettre du 19 octobre dernier ; mais mes occupations qui se multiplient chaque jour davantage, ne me laissent aucunement de loisir pour cela, je vais tâcher d'y suppléer par la note suivante :

« J'ai employé, avec le plus grand succès, le Huaco dans plusieurs cas graves de choléra épidémique. Le nombre des malades que j'ai traités par la décoction de cette plante, durant l'épidémie de Guadalaxara peut s'élever à *quatre-vingts*. Les sept huitièmes au moins ont été rendus à la santé la plus parfaite en très peu de temps. Ceux qui sont morts étaient la plupart atteints d'une phlegmasie chronique du foie ou du tube digestif. Je n'ai jamais administré le Huaco que dans les cas les plus graves et lorsque les malades paraissaient devoir succomber à une mort certaine. Je l'ai presque toujours employé seul et j'avoue que c'est la meilleure manière ; cependant chez quelques individus d'une constitution nerveuse très irritable, je lui ai associé avec avantage le laudanum liquide.

« On a beaucoup parlé depuis quelque temps pour et contre le Huaco. Il est certain que l'administration de ce remède produit des effets opposés selon les circonstances. Le point essentiel est de savoir saisir les indications qui réclament l'emploi de ce puissant moyen, car le remède dont l'efficacité aura été le mieux constatée sera regardé comme très pernicieux par ceux qui n'auront pas su l'appliquer à propos, et surtout par les systématiques de profession, qui ont le plus grand intérêt à décrier tout ce qui paraît contrarier leur manière de voir.

« Feu le docteur Sentis a qui l'anatomie pathologique avait révélé que le choléra épidémique était une vraie *gastro-entérite*, écrivait dans le mois de juillet dernier, à la Junte de santé de Guadalaxara, *que les effets du Huaco sur les cholériques étaient constamment mortels.* Assurément M. Sentis n'avait jamais employé le Huaco, il était trop physiologiste pour cela ; seulement il avait ouï dire que certains malades qui avaient fait usage de cette plante étaient morts.

« Ayant été à même d'observer que *l'action principale du Huaco est de réveiller la contractilité du cœur, de développer la circulation et par suite une réaction prompte et soutenue,* son emploi me paraît indiqué dans presque tous les cas graves, accompagnés de phénomènes de concentration, tels que le refroidissement des extrémités ou de tout le corps, l'affaiblissement ou la cessation complète des battements artériels , la suppression d'urine, le vomissement et les évacuations excessives, etc.; mais si vous l'administrez lorsque la réaction est déjà établie, qu'il y a beaucoup de chaleur à la peau, que le pouls est dur et fréquent, et qu'un feu dévorant semble consumer les entrailles du malheureux cholérique, il est évident qu'au lieu de succès le Huaco ne produira que des revers.

« J'ai été fréquemment appelé dans ces derniers temps pour des convalescents dont les forces paraissaient totalement épuisées, et chez lesquels le pouls ne donnait que trente-cinq à quarante pulsations par minute, l'usage du Huaco continué pendant cinq à six jours, joint à un régime convenable, a suffi pour les rétablir complètement.

« Dans le traitement du choléra-morbus j'ai employé cette plante sous la forme suivante :

« Prenez : tige de Huaco coupée en petits morceaux, demionce, eau commune, une livre ; faites bouillir à un feu doux pendant une demi-heure, dans un pot bien fermé à deux ou trois cuillerées, toutes les demi-heure.

« A Oaxaca j'ai prescrit la teinture alcoolique de Huaco dans les piqûres de vipères et de scorpions. Au bout de quelques heures les malades ont toujours été délivrés des symptômes effrayants qui semblaient menacer très prochainement leur existence. A l'intérieur de quarante à soixante gouttes dans un verre d'eau, répétées trois ou quatre fois de demi-heure en demi-heure, et à l'extérieur en frictions et fomentations sur l'endroit même des piqûres.

« Je regrette de n'avoir pas eu occasion d'essayer le Huaco contre la rage déclarée. Comme les symptômes hydrophobiques qui se manifestent presque toujours dans cette terrible maladie, s'opposent à la déglutition des liquides, on pourrait préparer un extrait de cette plante que l'on administrerait sous forme pilulaire.

« J'ai traité quelques fièvres intermittentes rebelles par une décoction de trois drachmes de Huaco dans une livre d'eau, prise la moitié en une seule fois, et le reste en trois ou quatre doses successivement décroissantes, à l'époque la plus éloignée des accès. Rarement il a été nécessaire de continuer le remède plus de trois ou quatre jours, les malades ont guéri et n'ont pas éprouvé de rechûte.

« Dans la chlorose accompagnée de suppression des règles le Huaco peut être aussi un moyen très utile, je l'ai prescrit dans six cas de ce genre, et dans quatre avec succès.

« Voilà, Monsieur et honoré confrère, ce que jai pu observer dans ma pratique, des effets du Huaco. En vous autorisant à faire de cette note l'usage que vous jugerez convenable, je vous prie d'agréer l'expression des sentiments affectueux de votre très humble serviteur et dévoué confrère.

« *Signé :* P. GRÉGOIRE, docteur médecin. »

OBSERVATION N° 2.

CHOLÉRA.

Note de M. le docteur Sennès, chirurgien de marine en chef du brick de guerre français *l'Adonis*, en face de la Havane, constatant les bons effets du Huaco dans le Choléra-morbus.

Brick de l'État l'Adonis, *en rade de la Havane,*
le 30 octobre 1833.

A MONSIEUR LE DOCTEUR CHABERT, A MEXICO.

Monsieur,

Notre départ pour France s'effectuant avant l'arrivée du brick *le Nisus,* je laisse au consulat de cette ville, pour vous être adressé par la première occasion, les observations de choléra dont j'avais eu l'honneur de vous entretenir à la Véra-Cruz. J'aurais pu joindre à la quatrième observation, plusieurs autres cas de choléra peu graves, ou le Huaco, administré dès l'apparition des premiers symptômes a suspendu la marche de la maladie, rappelé la chaleur et supprimé comme par enchantement les selles et les vomissements cholériques, mais c'eût été une répétition fastidieuse.

« Dans la première observation, la camomille, le tilleul en infusions chaudes, les excitants extérieurs, sont restés sans effets; ce n'est qu'après que nous avons pu donner le Huaco, c'est-à-dire seize heures après le commencement des refroidissements, que nous avons vu la chaleur reparaître et le mieux se prononcer ; deux fois la congestion s'est portée sur le cerveau et deux fois nous en avons eu raison par les révulsifs et deux saignées peu copieuses.

« Dans la deuxième observation, une réaction complète est encore produite par le Huaco , mais les vomissements surviennent bientôt et continuent deux jours avec une violence et une ténacité extraordinaires, un second refroidissement menace les jours du malade, quand le Huaco donné en lavement ranime le pouls, rappelle la chaleur et diminue la violence du vomissement. J'ai encore des symptômes cérébraux qui m'obligent à recourir à la saignée et aux révulsifs, et le malade entre en convalescence.

« Quant au troisième cas, même effet du Huaco pour amener la réaction, diminuer les vomissements et les selles ; la congestion cérébrale est combattue par les révulsifs seulement, la faiblesse du malade n'ayant pas permis d'user des émissions sanguines.

« Il est bien prouvé pour moi, Monsieur, que le Huaco agit d'une manière spéciale sur le cœur, dont il excite puissamment la contractilité, ramène la chaleur, fait cesser les crampes, arrête ou diminue les selles et les vomissements ainsi que les douleurs abdominales ; et je ne doute pas un instant que l'application heureuse que vous en avez faite au traitement de la fièvre jaune et du choléra, ne soit bientôt appréciée par tous les bons médecins et regardée comme une des plus belles conquêtes de la matière médicale. J'ai eu occasion de parler des effets du Huaco avec plusieurs médecins de la Havane ; j'ai trouvé ces messieurs très prévenus contre ce médicament qu'ils traitent de moyen empirique et qu'ils n'ont pas voulu expérimenter. Cependant, contre l'avis de la Faculté, plusieurs colons en ont fait usage pour traiter les nègres, et cet essai leur a parfaitement réussi. M. le marquis Duquesne m'a assuré n'avoir pas perdu un seul nègre sur deux cents, en les soignant par le Huaco, tandis que la mortalité était très grande chez ses voisins. La défaveur que les médecins cherchent ici à jeter sur l'emploi du Huaco ne tiendrait-elle pas à la facilité de son administration qui a fait que plusieurs personnes l'ont donné sans consulter les gens de l'art ? C'est une question que je n'ose résoudre.

« Permettez-moi, M. Chabert, de vous renouveler tous mes remerciements pour les bons offices et l'accueil bienveillant dont vous m'avez honoré à la Véra-Cruz, j'en conserverai un bien précieux souvenir.

« Le commandant me charge de vous présenter ses compliments, sa santé est un peu meilleure ; j'espère que l'air de France le rétablira entièrement.

« J'ai l'honneur d'être, Monsieur, votre très humble et très dévoué serviteur.

« *Signé :* P. SÉNÈS, chirurgien de marine.

« *P. S.* L'on vient de me remettre un petit mémoire sur l'emploi du Huaco, je vous le fais tenir pour vous prouver qu'on s'en occupe ici, et que sa cause est loin d'être perdue auprès des gens qui observent et qui raisonnent. »

OBSERVATION N° 3.

CHOLÉRA-GRAVE. — MORT APPARENTE.

Madame Trébéjo, de Véra-Cruz, en 1833, fut attaquée du choléra. Elle mourut ou plutôt elle fut tenue pour morte. L'administration du Huaco la rendit à la vie.

Madame Trébéjo, atteinte du choléra, fut soignée par deux médecins ; elle mourut, où plutôt elle fut tenue pour morte (1). Déjà on lui avait fait sa dernière toilette ; habillée, on lui avait lié les pieds ; on allait lui lier les mains, lorsqu'une des femmes qui entouraient la prétendue morte, soit par caprice, soit par une heureuse inspiration, manifesta le désir qu'un des médecins qui l'avaient soignée fut la reconnaître ; M. le docteur Dupré fut appelé ; il arriva, examina le prétendu cadavre, et dit : ce qu'il reste à faire c'est de l'enterrer ; mais la femme qui avait exigé

(1) A Mexico, pendant l'épidémie de 1850, il y eut plusieurs cas de mort apparente ; dans les premiers jours de juin il y en eut deux qui revinrent à la vie sans qu'il eut été rien fait pour les y rappeler. Comme l'un et l'autre étaient pauvres on les portait au cimetière dans une bierre découverte ; l'un de ces morts fut rappelé à la vie par le grand air et surtout par les secousses que les porteurs imprimaient au soi-disant cadavre ; à moitié route il fallut rebrousser chemin et le ramener chez lui. Le deuxième fût bel et bien déposé dans la fosse, mais lorsqu'il eut reçu quelques pelletées de terre sur le ventre il revint à lui, s'assit et se mit à crier. Si ces deux asphyxiés avaient appartenu à la classe aisée ils eussent été enterrés, et comme ils se seraient trouvés enfermés dans des bierres exactement fermées, lors même que le hasard eut déterminé la réaction, ils n'auraient pas trouvé d'air à respirer.

la visite du médecin insista pour qu'il prescrivit quelque médecine ; le docteur alors, en se retirant, faisant allusion aux propos
tenus par le public, sur les effets du Huaco, que l'on disait faire
des miracles, leur dit, par forme de mauvaise plaisanterie, car il
y a des médecins qui plaisantent même en présence de la mort,
leur dit : hé bien ! donnez-lui du Huaco... Mais ces femmes cru-
rent que le docteur parlait sérieusement ; elles s'empressèrent de
faire une forte décoction de cette plante, et l'on en donna à la
morte, pour première dose, une grande tasse qui, presque toute
sortit par la commissure des lèvres ; mais, comme la mort n'était
qu'apparente, l'œsophage en admit une partie qui arriva à l'estomac, et, au bout de quelques minutes la morte se retourna sur
un côté ; on donna une seconde tasse, dont une plus grande
quantité put être avalée, et après un instant fort court la morte
se retourna sur le côté opposé ; une troisième tasse fut donnée
et avalée toute entière, et presqu'immédiatement la morte fit un
bond, se trouva assise, eut plusieurs inspirations profondes et
bruyantes, et parcourant du regard, d'un air étonné, les personnes qui l'entouraient et elle-même, où suis-je ? dit-elle (adonde
estoy)? Enfin, deux heures après elle était hors de tout danger ;
quelques jours plus tard elle était dans la rue !... Cette malheu-
reuse dame dut évidemment la vie, à la mauvaise plaisanterie de
son médecin qui n'avait jusqu'alors, parlé de cette plante qu'avec
le plus grand mépris, et préférait enterrer, comme il enterrait en
effet presque tous ses malades, que de se livrer à des expériences
qui l'auraient éclairé. Toutefois, ce fait ne fut pas perdu pour lui ;
j'ai été informé en 1851, que ce médecin, M. Dupré, établi dans
une petite ville de l'état de Véra-Cruz, avait eu à soigner, en
1850, un grand nombre de cholériques et qu'il les avait presque
tous guéris ; comme aussi que le Huaco était le seul remède qu'il
eût employé dans sa pratique, et avec lequel il avait obtenu de
si heureux résultats.

OBSERVATION N° 4.

CHOLÉRA-GRAVE.

En 1833, Mme ***, de Véra-Cruz, atteinte de choléra-grave, prit pour première dose deux grandes cuillerées de teinture alcoolique de Huaco au lieu de deux cuillerées à café qui lui étaient prescrites, deux heures après elle était guérie.

« Mme *** atteinte du choléra avec vomissements et évacuations cholériques, crampes, froid glacial, abolition quasi complète du mouvement circulatoire, devait prendre, conformément à ma prescription, deux cuillerées à café de teinture alcoolique de Huaco, et on lui en donna deux cuillerées à soupe. Lorsque je la vis de nouveau, trois heures après, tous les symptômes s'étaient dissipés, et le rétablissement complet eut lieu sans qu'il fut nécessaire d'employer aucun autre remède, et malgré que la malade se dispensât de prendre la seconde dose de teinture de Huaco que je lui avais ordonnée, la croyant indispensable pour consolider l'amélioration qui avait été produite par la première dose.

OBSERVATION N° 5.

CHOLERA-GRAVE ASPHYXIQUE.

Choléra-grave qui débuta par des défaillances.

Le 14 juin 1850, à Mexico, la domestique de M. Jean Labat, d'un tempérament nerveux, d'une constitution fort délicate, terrorisée par la crainte de la maladie, fut atteinte du choléra, qui débuta chez elle par une défaillance mortelle; au même instant elle se trouva froide comme le marbre, avec des crampes horribles, presque sans pouls; tout le corps comme endormi; elle paraissait asphyxiée. Mme Labat, née Noémie de Perdreauville, lui donna immédiatement deux grandes cuillerées de teinture alcoolique de Huaco dans quelques cuillerées d'eau sucrée, et une cuillerée à café chaque quinze minutes, jusqu'à ce que la malade en eut pris quatre petites cuillerées; on lui fit sur tout le corps une friction d'huile chaude, on l'enveloppa d'une couverture de laine chaude; on lui maintient aux pieds une bouteille d'eau chaude. Après l'ingestion de la première dose, c'est-à-dire des deux grandes cuillerées, le pouls était revenu, et peu après la chaleur s'était prononcée à la peau. Je la vis quatre heures après le premier moment de l'invasion du mal; je la trouvai tranquille, sans aucune inquiétude; sa peau était chaude et couverte d'une sueur suave et générale; son pouls était développé, lent; elle avait beaucoup de soif qu'elle calmait au moyen de l'eau froide par gorgées. Je fis continuer la teinture alcoolique de Huaco, une cuillerée à café chaque trois heures, et les gorgées d'eau froide pour boisson; diète absolue. La nuit a été bonne, avec un peu de sommeil, qui a calmé une douleur de tête qui l'avait incommodée; je l'ai trouvée mieux ce matin 15 juin, et sans le moindre vestige de la terreur dont elle était possédée avant la maladie. Dans la journée il y a eu un peu d'urine, le mieux continue ce soir. Le 16, tous les symptômes étaient complètement disparus; plus de soif, envie de manger; émission franche d'urine, évacuation naturelle. Elle s'est rétablie rapidement, et à la fin de juillet sa santé est évidemment meilleure qu'elle n'était avant sa maladie.

OBSERVATION N° 6.

CHOLÉRA-GRAVE, ALGIDE.

Choléra grave qui a été guéri en quelques heures sous l'influence d'une dose exagérée de teinture alcoolique de Huaco, prise par l'imprudence du malade.

En 1850, à Mexico, M. Roger Dubost, jeune homme de trente ans, d'une bonne constitution, instruit, premier élève dans la pharmacie de M. Frisac, fut atteint du choléra à onze heures du soir; en peu d'instants les symptômes les plus graves se présentèrent; à onze heures et demie froid glacial, crampes horribles, vomissements et évacuations cholériques et presque continuelles, difficulté de respirer; dans cet état et se croyant perdu, il ne voulut appeler personne; comme il tenait à sa portée un grand flacon de teinture alcoolique de Huaco, il en prit une dose unique d'un demi-verre, qui pouvait être évaluée à plus de deux onces; il s'endormit profondément d'une manière quasi immédiate, et ne se réveilla qu'à sept heures du matin parfaitement tranquille, tout le corps chaud et baigné d'une sueur abondante et générale. A neuf heures du matin il voulait descendre à la pharmacie, et malgré la résistance de M. Frizac, à cinq heures du soir, M. Roger Dubost était au comptoir, occupé à exécuter une partie des nombreuses formules qui étaient présentées.

OBSERVATION N° 7.

CHOLÉRA-GRAVE.

Choléra grave, guéri en deux ou trois heures par suite d'une quantité exagérée de teinture alcoolique de Huaco, administrée par erreur et contrairement à la prescription qui avait été faite par moi.

Pendant que le fait précédent s'accomplissait et avant que j'eusse pu en être informé, M. *** me pria d'aller voir son épouse qu'il me dépeignit mourante ; malgré la meilleure volonté, il me fût impossible de me rendre de suite auprès d'elle ; je prescrivis la teinture de Huaco et la prévention d'en donner immédiatement deux cuillerées à café pour première dose ; et ensuite une cuillerée à café chaque demi-heure jusqu'à mon arrivée auprès de la malade. Je prescrivis de plus une friction d'huile chaude sur tout le corps, des bouteilles d'eau chaude aux pieds, une couverture de laine chaude autour de la malade. Je me présentai chez elle deux heures et demie après la visite qui m'avait été faite par son mari, et je fus fort surpris de la trouver assise, souriante et avec l'apparence d'une bonne santé. Je me fâchai avec M. ***, lui disant qu'il m'avait trompé et que ce n'était pas

le moment de solliciter des visites sans motif réel. Le mari
m'écoutait en souriant, ce qui m'exaspéra et fut cause que je me
fâchai d'une manière sérieuse ; alors il me fit des excuses,
m'assura que lorsqu'il avait été chez moi il ne m'avait dit que
la vérité, que sa femme lui paraissait mourante et qu'elle l'était
en effet; il m'énuméra tous les symptômes, faisant appel au
témoignage de sa femme, qui affirma, dans toutes ses parties,
le dire de son mari. Un changement si complet et surtout si
prompt, me paraissant une chose fort étrange, je lui demandai
ce qu'il avait fait pour l'obtenir; mais, monsieur le docteur, me
dit-il, fort étonné de ma question, ce que vous m'avez ordonné,
ni plus ni moins. Vous mentez, lui dis-je, car vous n'avez même
pas fait la friction d'huile que je vous avais prescrite; c'est que,
me dit-il, j'avais compris que la friction avait pour but de réchauffer la peau; que deux minutes après avoir donné les deux
premières cuillerées de teinture et avant que l'huile, qui était
sur le feu, put être chaude, la peau était tiède et moite ; que ma
femme étant évidemment mieux et en ayant la conscience, je me
suis contenté de lui donner, chaque demi-heure, une autre
cuilleréc de teinture, conformément à votre prescription et en
attendant votre arrivée. Ne pouvant me rendre raison de ce que
je voyais, ni me l'expliquer par la relation qui m'était faite, je
lui dis enfin, voyons la cuillère... et voilà qu'à ma grande surprise, je me vois présenter une cuillère qui devait contenir au
moins *cinq* fois ce que javais eu l'intention de faire donner à la
malade. De sorte que cette dame qui, en deux heures et demie,
devait avoir pris, conformément à ma prescription, *six* cuillerées
à café de teinture de Huaco, quantité que je craignais être au
moins exagérée, en avait pris *trente ;* environ *trois* onces en
deux heures... Et le résultat de cette erreur était qu'il n'existait
plus sur la malade aucune trace de maladie; et que sans rien faire
de plus, elle a pu sortir de chez elle deux jours plus tard et
qu'elle n'a pas eu la plus légère indisposition durant tout le temps
de l'épidémie.

OBSERVATION N° 8.

CHOLÉRA-GRAVE.

Choléra avec absence absolue d'action digestive. — Guérison obtenue par
la décoction de Huaco.

M. le général Tola fut attaqué d'évacuations et d'envies de
vomir, le 6 du mois de juin 1850. Le docteur Clément fut appelé
le même jour, et lui prescrivit, d'une part, un mélange fait avec
trois onces de sirop de coing et deux grains d'extrait de laitue à
prendre par cuillerées; et d'autre part, une potion composée avec
quatre onces d'infusion de roses de Provins, une once de sirop
d'éther, trois gouttes d'essence de menthe, à prendre, trois cuillerées par jour. Le 7, il prescrivit, pour prendre par petites
tasses à café, le mélange suivant : décoction blanche de syden-
ham, une livre; sirop diacode, une once; sirop de coing, quatre
onces; essence de menthe, trois gouttes; mêler pour en prendre
une petite tasse chaque deux heures. Le 8, il prescrivit : acétate
d'ammoniaque, une once; eau de fontaine, douze onces; mêler
pour en prendre, chaque quinze minutes, deux grandes cuillerées
dans une tasse de décoction de camomille chaude; d'autre part,
extrait gommeux d'opium, deux grains; acétate de plomb cris-
tallisé, deux grains; mêler pour faire quatre pilules, dont on
prendra une, chaque quatre heures, jusqu'à ce que les évacuations soient supprimées. A sa visite du soir, du 8 juin, M. le
docteur Clément déclara aux parents que, trouvant le général

beaucoup mieux, il ne le verrait de nouveau que dans le cas où on l'enverrait chercher, et se retira.

Le 9 juin au matin, je fus appelé, et sur l'assurance qui me fut donnée que le docteur Clément s'était retiré, disant que le malade était beaucoup mieux et qu'il ne le reverrait plus, j'examinai le général qui me parut être dans un état grave, sans pouvoir me rendre raison des motifs. Toutefois, et malgré l'état d'extrême faiblesse du malade, je lui prescrivis le sulfate de magnésie, uni à la magnésie calcinée, à prendre par doses brisées, mais suffisantes, pour obtenir quelques évacuations provoquées; dans l'espoir de changer, par ce moyen, le caractère de celles qui existaient. Et chaque trois heures, une petite tasse de décoction de Huaco, pour relever les forces des organes du bas-ventre, et surtout de l'estomac; comme aussi pour réveiller la circulation qui me paraissait singulièrement abattue; réservant mon opinion pour lorsque j'aurais revu le malade. Bien entendu que je fis supprimer tous les remèdes dont le général faisait usage, et dont j'ai donné les formules, non par caprice, mais parce que, dans ma conscience, ils ne pouvaient que nuire au malade, dans l'état où je l'avais rencontré. Le 10, le malade me parut moins mal; les évacuations avaient été moins nombreuses, plus abondantes et avec quelques traces de bile : les envies de vomir avaient continué, et même il ressentait une certaine contraction douloureuse, lorsque cette disposition le prenait, mais sans jamais être parvenu à vomir. Je continuai l'usage du Huaco; pour la soif, s'il y en avait, l'eau albumineuse par demi-tasses, et composée avec *trois* blancs d'œufs frais et crus, dissous dans une bouteille d'eau légèrement sucrée; et pour aliment, s'il survenait le désir de manger, un œuf à la coque dont le blanc ne serait pas coagulé, et rien de plus. Dans cette même journée du 10, il y eut un vomissement composé en entier d'une soupe de riz, peu cuit, qui avait été mangée, le 4 juin, deux jours avant le début de la cholérine, et qui était resté dans l'estomac, *six fois vingt-quatre heures*. Ce riz était aussi intact que lorsqu'il avait été avalé; ce qui me parut prouver que, sinon dans tous les cas de choléra, dans le cas présent au moins, avant même qu'il se présentât le moindre symptôme du mal, ce principal organe de la digestion, l'estomac, n'était déjà plus qu'un sac inerte, sans action, une poche sans vie, dans laquelle s'accumulaient les matières ingérées, et rien de plus; que la vie de cet organe ayant été réveillée par l'action que le Huaco avait exercée sur lui, il avait pu, enfin, se débarrasser par le vomissement des matières dont il était chargé. Quoiqu'il en soit, dès ce moment, les envies de vomir ne se renouvelèrent plus; les évacuations se supprimèrent; le besoin d'aliments se fit sentir; l'amélioration fut rapide, progressive, et huit jours après, le général Tola était complètement rétabli.

OBSERVATION N° 9.

PRODROMES DU CHOLÉRA.

Prodromes de choléra. Inertie complète des voies digestives. Guérison au moyen du Huaco.

Les cas dans lesquels l'état d'inertie de l'estomac m'a paru manifeste, se sont présentés assez souvent à mon observation. Je me limiterai à ajouter, au fait antérieur, celui d'un jeune espagnol qui me fit appeler, qui ne me présenta aucun symptôme formel de choléra, mais seulement des prodromes; notamment, cet état général d'extrême fatigue, de malaise, d'étourdissement, etc. Ce qui appela mon attention, ce furent des symptômes d'embarras gastrique, pesanteur à la région de l'estomac, amertume de bouche, etc.; je crus reconnaître l'indication d'un purgatif, et conséquemment, je lui prescrivis quatre gros de sulfate de magnésie, demi-gros de magnésie calcinée et seize grains de rhubarbe; le tout dans trois onces d'eau sucrée à prendre en trois doses, avec une heure d'intervalle d'une dose à l'autre. Ce jeune homme avait mangé, l'avant-veille, un grand plat de salade de laitue ; et la veille, une soupe au pain, la moitié d'une volaille et une grande assiétée de haricots (frijoles), assaisonnés à la mexicaine, fortement épicés. Le purgatif produisit cinq ou six évacuations, quelques-unes bilieuses; mais les deux premières composées uniquement de la soupe, de la volaille, des haricots, ainsi que de la salade ingérée l'avant-veille, et le tout était, après avoir parcouru tout le tube intestinal, aussi intact que si on l'eût conservé dans un plat, au lieu de l'avoir confié à l'estomac, dans lequel il était resté partie quarante-huit et partie vingt-quatre heures, sans avoir subi la plus légère altération. Du reste, ce jeune homme, soumis à l'usage du Huaco et à une diète modérée, fut rétabli en fort peu de jours.

OBSERVATION N° 10.

CHOLÉRA AVEC ASTHME CONVUSIF.

Choléra avec asthme convulsif et affection catharrate habituelle et fort ancienne. Guérison par l'usage du Huaco.

Le 25 du mois de juin 1850 je fus appelé pour visiter un monsieur de soixante ans, qui était atteint du choléra. Je le trouvai avec la plupart des symptômes cholériques, comme refroidissement de la peau, crampes, évacuations et vomissements cholériques; et en même temps avec une dispnée excessive, une toux presque continuelle, une expectoration purulente ; le pouls battait cent vingt-huit fois par minute. Je fus informé que depuis un grand nombre d'années, il était sujet à des attaques fréquentes d'asthme, avec menace de suffocation, et qu'il avait une toux habituelle. Comme le caractère des crachats me fit croire à une altération profonde de l'organe pulmonaire, je crus et je déclarai aux parents que très-probablement il succomberait au choléra. Toutefois, il n'en fut pas ainsi, le 15 juillet ce malade était guéri du choléra, et avec une amélioration fort notable de sa maladie de poitrine. Son pouls qui, le 25 juin, donnait cent vingt-huit pulsations par minute, n'en donnait plus que quatre-vingts, et il était souple et développé.

Les seuls moyens qui ont été employés sont la teinture alcoolique et la décoction de Huaco, soit par la bouche, soit en lavements ; et l'oxide blanc d'antimoine, à doses excessivement brisées.

OBSERVATION N° 11.

ASPHYXIE DES NOUVEAUX NÉS.

Asphyxie des nouveaux nés. Retour à la vie au moyen de l'inhalation de la teinture éthérée de Huaco.

Le 29 juillet 1850, je fus visiter ma fille Sophie Carricaburu ; à mon arrivée il n'y avait que quelques minutes qu'elle était accouchée d'une petite fille asphyxiée. La sage-femme qui l'avait accouchée, crut la petite morte. Elle était froide comme du marbre ; absolument sans pouls ; la figure d'un bleu violet ; comme nous étions en pleine épidémie de choléra, j'avais sur moi un flacon de teinture éthérée de Huaco. Convaincu de l'état d'asphyxie de ma petite fille, j'agitai fortement le flacon d'éther de Huaco, afin d'obtenir un dégagement plus considérable, et le présentai aux narines de l'enfant ; je répétai plusieurs fois cette manœuvre. Je fis le mélange d'un peu de teinture alcoolique de cette plante, avec une quantité égale d'eau, fortement édulcorée ; au moyen d'un linge roulé et imbibé de ce mélange, j'en fis exprimer dans la bouche de l'enfant, dans l'espoir que quelques gouttes pourraient parvenir à l'estomac. Soit que la vapeur de l'éther de Huaco eût été suffisante pour réveiller l'action du cœur (et telle fut mon opinion) ; soit que quelques gouttes de teinture fussent parvenues à l'estomac et eussent produit cet effet, qui fut extrêmement prompt ; toujours est-il qu'au bout de quelques minutes la figure se dépouilla, que le cœur s'agita, que la respiration fut sensible, et qu'au bout de quinze minutes la peau était complètement réchauffée et l'enfant rendu à la vie. Aujourd'hui, fin novembre 1851, cette petite fille, qui était extrêmement chétive, est dans un état de santé qui ne saurait être meilleur.

Ce fait connu dans tout Mexico, et considéré avec raison, comme un cas fort extraordinaire, parvint à la connaissance de M. le ministre français résidant dans cette capitale, qui ordonna à son chancelier de le constater légalement, en recevant la déclaration de la sage-femme qui avait procédé à l'accouchement de Mme Caricaburu, née Chabert. Suit la déclaration de la sage-femme.

« Légation de France au Mexique. N° 10. — Par-devant nous » François Jean-Baptiste Champeaux, consul chancelier de la » légation de la République française au Mexique, demeurant à » Mexico, et les témoins ci-dessous dénommés.

» A comparu Mme Caroline Letellié née Tanner, accoucheuse, » élève de la maternité de Paris, demeurant à Mexico, rue saint- » José-el-réal, n° 2.

» Laquelle, requise par moi, de nous déclarer quelles furent

» les circonstances de l'accouchement survenu le 9 juillet 1850,
» de Mme Caricaburu née Chabert, demeurant à Mexico, rue del
» Refugio, n° 13, nous a déclaré que le dit jour 9 juillet 1850,
» époque à laquelle le choléra régnait à Mexico, dans toute sa
» force, elle fut appelée par ladite dame Caricaburu, entre six et
» sept heures du soir, pour l'accoucher; qu'elle accoucha à huit
» heures; que l'enfant se présenta dans la seconde position du
» sommet; qu'en venant au monde, il fut reconnu être du sexe
» féminin et être dans un état complet d'asphyxie; que l'enfant,
» dont la figure était d'un bleu violet, était froid comme du
» marbre, sans pouls, sans respiration, asphyxié enfin; qu'elle
» ne put obtenir une seule goutte de sang du nombril, de sorte
» qu'elle considéra l'enfant comme morte, ce qu'elle dit à M. le
» docteur Chabert, père de Mme Caricaburu, qui se présenta en
» ce moment. Ce médecin, après avoir examiné l'enfant, et sans
» faire aucune réflexion, sortit de l'une des poches de sa lévite,
» un flacon bouché à l'emeri, il l'agita fortement et le présenta
» aux narines de l'enfant asphyxiée; répéta cette manœuvre trois
» fois en deux minutes; mais cinq ou six minutes ne s'étaient pas
» écoulées que la teinte de la face fut complètement dissipée; la
» chaleur revenue, ainsi que le pouls et la respiration; dans
» cinq minutes enfin, cette enfant, que Mme Letellié et le docteur
» considéraient comme morte, fut rappelée à la vie, et depuis
» cet instant, jusqu'à ce jour, elle n'a cessé de jouir d'une bonne
» et parfaite santé; que le docteur Chabert dit alors à la compa-
» rante :

» Vous avez vu l'efficacité du moyen que je viens d'employer,
» ne l'oubliez pas; mon flacon ne contient que de la teinture de
» Huaco, (nommée en français Houaco); et je l'ai agité pour ob-
» tenir un dégagement plus fort, pour pouvoir espérer qu'il en
» pénétrât une partie dans les bronches, ce que nous avons eu le
» bonheur d'obtenir, et ce qui a sauvé mon enfant qui, dans ma
» conscience, eût été bien mort, sans l'application de ce moyen,
» aussi simple que précieux et avec lequel je ne cesse de triom-

» pher des accidents les plus graves du Choléra-grave ou asphy-
» xique. »

» Que depuis cette époque madame Letellié a eu plusieurs fois
» l'occasion d'employer la teinture de cette plante et toujours
» avec un plein succès.

» Dont acte requis et octroyé pour servir et valoir ce que de
» raison.

» Fait et passé à Mexico en la chancellerie de la légation de la
» République française, l'an mil huit cent cinquante et un, le
» vingt-trois août, et la comparante a signé, après lecture à elle
» faite, avec MM. Jean-Baptiste-Adolphe Villeneuve et Jules-
» Nicolas-Raillard, tous deux français, majeurs, demeurant à
» Mexico, témoins requis et avec nous Chancelier. — (Signé à la
» minute) Caroline Letellié — Villeneuve — J. N. Raillard —
» François J. B. Champeaux, consul chancelier.

» Collationné à la minute; registre n° 6 des actes de chancel-
» lerie, folio 11.

» Le consul chancelier de la légation, (signé) François J. B.
» Champeaux.

(Nota, A côté, le sceau de la Légation de France au Mexique.)

OBSERVATION N° 12.

RAGE CONFIRMÉE.

Hydrophobie ou rage confirmée, guérie par l'usage du Huaco, par
le docteur Bolaños, médecin à Oaxaca (Mexique.)

Le 18 juillet 1832, M. le docteur Don Juan Népomucène Bolaños, médecin de l'hôpital de san Cosme y Damian de Oaxaca,

présenta au conseil supérieur de santé de la même ville, dont il est secrétaire, une observation de guérison d'un cas de rage confirmée, au moyen de la plante connue sous le nom de Huaco.

« Parmi la multitude de maladies qui affligent l'espèce humaine, l'hydrophobie, vulgairement connue sous le nom de rage, est une de celles qui ont imprimé un profond sentiment de terreur dans le cœur des hommes. Elle s'est jouée fort souvent des remèdes que la médecine est allée emprunter à toutes les républiques de l'histoire naturelle pour la combattre, et bien souvent a vu cette maladie, au lieu d'être guérie, se propager d'un individu à un autre individu ; ce qui l'a rendue plus redoutable encore et l'a fait considérer comme contagieuse. J'ai eu occasion de voir plus de quatre victimes immolées par cette cruelle maladie ; mais dans le courant de l'année passée j'ai eu occasion de faire une observation curieuse, relativement à cette maladie, et sur laquelle les membres de ce conseil formeront leur opinion. Je me suis proposé de relater ce fait de la manière la plus simple, et c'est ce que je vais exécuter.

» La nommée Benita Esparza, agée de quinze ans sept mois, née à Oaxaca, du tempérament sanguin, pauvre, et par conséquent sans métier déterminé. Pendant son enfance elle a eu des entérites aigües avec ténesme et évacuations sanguines par l'anus. De sept à quatorze ans, elle n'a éprouvé d'autre maladie que, deux fois, une fièvre intermittente ; sa constitution est robuste ; elle est d'un embonpoint remarquable ; ses digestions antérieurement étaient bonnes ; la couleur vermeille de la peau, avant la maladie qui nous occupe, indiquait l'énergie de la circulation ; en ce moment elle est d'une pâleur remarquable ; son état moral était analogue à son physique jusqu'à l'invasion de la maladie que je vais décrire.

« Le 3 du mois de mai 1831, Benita Esparza fut mordue par un chien enragé, au tiers inférieur du péroné de la jambe droite, à sa partie externe ; les dents du chien pénétrèrent non-seulement le corion et le tissu réticulaire, mais aussi les corps musculaires correspondants. Dans les premiers moments, il ne se présenta que les symptômes ordinaires d'une blessure, accompagnée cependant d'une inflammation intense de toute la jambe, suivant les renseignements qui m'ont été donnés. Ce fut le 22 dudit mois seulement que je fus informé de cet accident, parce que la blessée avait été soignée par un autre médecin ; mais je fus informé qu'on avait fait l'application de remèdes locaux réduits à des substances supuratives sur la blessure et de divers topiques sur une partie plus étendue de la jambe. Dans la matinée du 22 avril, elle fut conduite chez moi pour me consulter sur la maladie ; mais en la voyant, je fus convaincu que je devais m'occuper de toute autre chose que d'une affection locale, et je me persuadai qu'il existait une diathèse hydrophobique. J'examinai la malade, et commençant par la blessure, je reconnus que la morsure avait donné pour résultat un ulcère d'à peu près un pouce et demi d'étendue, de figure irrégulière, profonde, de manière à présenter à nu la fibre musculaire ; d'une couleur livide dans son centre, les bords d'une couleur blanchâtre, analogue à l'aspect des ulcères vénériens ; on observait à son pourtour une espèce de bourrelet de couleur violette grisâtre qui, en s'étendant, s'affaiblissait insensiblement pour se confondre enfin avec la couleur naturelle de la peau. L'étendue de cette espèce de cercle était de deux travers de doigts au moins, et en pressant légèrement la partie, on observait que le sang des capillaires se trouvait refoulé, comme il arrive dans l'érysipèle, et que la couleur violette antérieure à la pression, ne se rétablissait que progressivement et d'une manière fort lente. La suppuration consistait en une sanie très-liquide, sans aucun caractère de pus et sans aucune odeur : la malade se plaignait de ressentir, dans toute la jambe et dans le pied, un fourmillement incommode, avec sensation d'ardeur vague dans le trajet des nerfs de la jambe. Il n'existait aucune inflammation, mais on observait une différence de température sur divers points, puisque le dos et la plante du pied avaient une nuance de température plus basse que celle observée au tiers supérieur du tibia et de toute la cuisse. Les mouvements de la jambe étaient libres comme dans l'état habituel de santé. L'aspect de la malade indiquait suffisamment la maladie dont elle était atteinte ; parce que, à une physionomie triste et souffrante, se réunissait un regard sévère et craintif, lorsqu'on voulait fixer son attention ; mais lorsqu'elle était abandonnée à ses idées, elle fixait un même objet sans en dévier la vue ; sa respiration était irrégulière, puisque, après quelques inspirations régulières, naturelles, il y en avait une luctueuse ; sommeil avec songes funestes et réveil fréquent avec soubresauts des tendons et mouvements brusques et convulsifs ; la gorge était sèche et la malade accusait une ardeur dans le larinx avec difficulté d'avaler, et plus particulièrement les liquides. Dans cet état, je lui fis présenter un verre de cristal rempli d'eau, ce qui produisit immédiatement des mouvements, particulièrement appréciables dans l'acte de la respiration, et la malade se comprima la gorge, parce qu'il se développait quelques symptômes gutturaux. Je ne pus parvenir à lui faire avaler une seule goutte d'eau, parce qu'en approchant le verre des lèvres le mouvement de constriction était tel qu'il y avait menace de suffocation. Je n'insistai pas davantage, ne conservant plus le moindre doute que la femme que j'avais sous les yeux était, en effet, affectée d'hydrophobie. Immédiatement j'ordonnai à Jean-José Moralès, infirmier-major de l'hôpital, de lui appliquer un vésicatoire à chaque jambe, celui du côté droit sur le point même de la morsure, et je ne parvins qu'avec la plus grande difficulté à lui faire avaler, chaque trois heures, quelques gouttes d'ammoniaque liquide dans une cuillerée d'eau de tilleul. Je proscrivis tout aliment qui pût exiger une action digestive formelle, malgré qu'il y eut des moments où le désir de manger allât jusques à la boulimie, tandis qu'il y en avait d'autres où elle repoussait toute espèce d'aliments; ce qui manifestait un désordre positif dans les fonctions de l'estomac. La diète végétale m'ayant paru celle qui lui convenait le mieux, je la fis nourrir avec des herbes seulement. Depuis le 23 jusqu'au

28, bien loin d'observer quelque modification favorable, malgré que je lui eusse administré quelques préparations de musc, d'ellébore et beaucoup d'autres médicaments préconisés pour le traitement de cette maladie , j'observai que les insomnies augmentaient et que la constriction spasmodique de la gorge, au moment des accès, était tellement forte, que la malade, qui se sentait suffoquer, ouvrait la bouche et faisait effort pour obtenir l'introduction d'un peu d'air. Dans un des intervalles où elle se trouva un peu tranquille, elle accusa un nouveau système, qui consistait en la sensation de piqûres sur tout le corps, comme si c'étaient des piqûres d'épingles (expression de la malade). Dans cet état, je crus que je devais agir d'une manière arbitraire, et faire usage de la plante connue depuis peu dans cette ville pour être celle qui, sous le nom de Huaco, est employée dans l'Amérique du centre contre les morsures des serpents venimeux. De celle qui a été apportée à Oaxaca par le général Anaya, je pus me procurer une certaine quantité que je portai immédiatement au pharmacien don Luis Conzaga Carboo, pour qu'il m'en préparât un extrait aqueux, lui faisant part de l'usage que je voulais en faire et qui était de l'employer comme essai dans un cas de rage confirmée et contre lequel je ne possédais aucun moyen qui me fît espérer de triompher de cet horrible mal. En effet, le 1ᵉʳ mai, je commençai à l'administrer à la malade, à la dose d'une pilule, contenant *un grain* d'extrait de Huaco, à six heures du matin; ayant observé, à midi, qu'il ne se présentait rien de notable, je lui en donnai une seconde; et la trouvant dans le même état à six heures du soir, je lui en donnai une troisième. Au point du jour du 3 mai, il y eut quelques nausées, mais à sept heures du matin elle dormit d'une manière moins inquiète, plus calme que pendant les quatre nuits antérieures. Ce même jour, 3 mai, je lui administrai cinq pilules, deux à sept heures du matin, une à midi et deux à sept heures du soir ; dans ce jour, je n'observai rien de notable. Le 4, *observation :* pouls petit et concentré, froid des extrémités, respiration luctueuse, constriction intestinale, symptômes gutturaux, les mêmes que pendant les deux jours antérieurs. *Méthode curative.* Lavements d'une décoction de valériane et d'une dissolution de manne ; friction des extrémités avec une teinture excitante ; *six* pilules, en trois doses. Le 5, *observation* : pouls un peu plus développé ; équilibre de la chaleur à la périphérie ; deux déjections alvines, sans ténesme ; nausées fréquentes ; un peu de perturbation dans le sensorium ; continuation du spasme guttural. *Méthode curative.* Six pilules dans la journée ; cuillerées d'une décoction de Huaco et dissolution de gomme. Le 6, *observation* : beaucoup de trouble dans les facultés cérébrales, respiration très-précipitée, pouls petit et fréquent, sécheresse dans la gorge. La pointe de la langue rouge, la face pâle, très pâle, les yeux larmoyants et tristes, un peu de météorisme dans la région illiaque droite, presque pas d'urine. *Méthode curative.* Renouvellement des vésicatoires aux jambes ; *neuf* pilules dans la journée, une dissolution de gomme fortement nitrée pour en donner quelques cuillerées.

Je continuai de cette manière le journal de mes observations jusqu'au 29 de mai, jour où je considérai la malade en pleine convalescence. Je me dispense de présenter intacte la relation de ce journal, craignant d'importuner et fatiguer inutilement l'attention des membres du Conseil de santé ; mais si quelqu'un de mes confrères désirait le connaître avec détail, ainsi que du cours et terminaison de la maladie, ce sera avec le plus grand plaisir que je le lui communiquerai. Je proteste au surplus que dans toutes les phases de la maladie, je n'ai méprisé aucun symptôme quelque insignifiant qu'il parût être. La malade a, pendant tout ce temps, présenté beaucoup d'alternatives de mieux et de nouvelles exaspérations du mal ; elle a présenté grand nombre de symptômes divers, tantôt gastriques, tantôt nerveux (affection précordiale), tantôt utérins, pendant l'époque de la menstruation ; et quelquefois perturbation dans les fonctions du cerveau. J'ai employé différentes espèces de remèdes, dirigés à combattre les symptômes à mesure qu'ils se présentaient ; mais le remède que je n'ai cessé de donner depuis le commencement de la maladie jusqu'à la convalescence confirmée, c'est l'extrait de Huaco, modifiant les doses, suivant que cela me paraissait convenable. Le notable que j'ai observé c'est que lorsque le mieux être formel s'est présenté, il est survenu un phthialisme aussi considérable que celui qui pourrait être le résultat de l'administration d'une grande quantité de mercure. Depuis le 13 il commença à y avoir un peu de facilité pour avaler les liquides, ce qui avait été impossible jusqu'alors. Le 21, elle put boire sans la moindre difficulté une petite tasse d'eau simple. Elle eut encore dans le cours de la maladie des phénomènes de narcotisme ; j'ignore s'il existe quelque principe de ce genre dans le Huaco, mais le pharmacien Carboo m'a dit avoir éprouvé beaucoup de nausées la nuit où il s'occupa de préparer l'extrait de cette plante.

Je n'ai voulu faire connaître cette observation qu'après s'être écoulé un temps suffisant pour être certain qu'il ne saurait y avoir de récidive. Il me semble qu'une année est une époque suffisante, d'autant plus que la femme, qui fait le sujet de cette observation, n'a pas éprouvé la plus légère indisposition, et est aujourd'hui robuste et aussi bien portante que jamais. Je suis bien loin de vouloir soutenir, par le fait isolé que je viens de relater, que le Huaco possède une vertu anti-hydrophobique. Je sais fort bien que la médecine est une science très-vaste, dans les labyrinthes de laquelle l'esprit humain se confond, et, par cela même, je suis convaincu de la faiblesse de mon jugement et de l'insuffisance de mes connaissances médicales. Je ne me suis proposé autre chose que manifester un fait qui a fixé mon attention; s'il mérite d'attirer un sérieux examen, il se trouve dans cette capitale, dans toute la République et hors d'elle, des médecins savants qui, avec leur instruction et leur bon jugement, sauront arriver à la vérité par leurs investigations. Et si, en effet, il s'est rencontré dans le Huaco un remède contre ce fléau épouvantable de l'humanité, il ne sera pas petit le pas qui aura été donné à la thérapeutique, et bien certainement l'horreur et la crainte qu'on éprouve de cette horrible maladie seront naturellement diminuées.

Je n'omettrai pas de faire au conseil la relation d'un autre fait particulier sur le même sujet, quoiqu'avec des circonstances distinctes. Dans l'après-midi du 19 septembre 1831, José-Maria Maya, élève du séminaire, me présenta la nommée Matea Lopez, du village de San Martin Tilcajete, avec une morsure récente d'un chien enragé, au bras gauche. J'appliquai immédiatement sur la morsure un fer incandescent, et je répétai l'application dix ou douze fois, jusqu'à obtenir des cautérisations assez profondes ; je lui prescrivis des substances suppuratives pour appliquer sur la plaie, et je lui donnai vingt pilules d'extrait de Huaco, la manière et les époques où elle devait les prendre. Huit jours après, elle vint me voir et me dit qu'elle se trouvait beaucoup mieux : je lui donnai douze autres pilules. Dès-lors, je ne l'ai pas revue ; mais Maya, qui me la présenta l'année passée, m'a assuré qu'elle jouissait d'une santé parfaite.

Nota. Le conseil de santé de l'État de Dajacu ordonna la publication de ces deux observations.

OBSERVATION N° 13.

ASTHME CONVULSIF.

Asthme convulsif avec accès très fréquents, très prolongés, et depuis plusieurs années, d'une violence extrême, guéri par l'administration du Huaco.

Le 12 septembre 1850, je fus appelé pour visiter le nommé ***, capitan de Toreadores, de cinquante ans, d'une constitution robuste, athlétique, à Mexico depuis huit mois, consacrés au traitement d'une attaque d'asthme qui durait depuis plusieurs années, et dont, dans ce long intervalle, il n'avait éprouvé que des soulagements insignifiants et passagers. Lorsque je le vis, il y avait un mois qu'il n'avait pu dormir que quelques rares et courts instants ; il y avait huit jours qu'il ne pouvait abandonner la position quasi-verticale, sans être menacé d'une suffocation complète ; il n'avait pu fermer les yeux une minute, pendant cette mortelle et éternelle semaine. La dyspnée était excessive, ainsi que la toux, qui était suivie d'une expectoration très-abondante et gluante ; à chaque instant il était menacé de suffocation, son pouls était petit, accéléré, inégal ; sa peau était froide, son moral était complètement abattu. Par les renseignements qui me furent donnés, je pus me convaincre qu'il avait été épuisé la grande série de moyens préconisés contre cette désespérante affection ; désespérant moi-même de pouvoir lui procurer quelque soulagement, je ne lui prescrivis pas moins un looch, pour modérer sa toux et faciliter l'expectoration, et je lui fit préparer immédiatement une décoction de Huaco, dans l'espoir de modérer au moins, par ce moyen, la violence du spasme. Une demi-heure après l'avoir quitté il lui fut donné une petite tasse à café de cette décoction, et quelques minutes à peine s'étaient écoulées, que la dyspnée ainsi que la toux étaient disparues, que le malade désira se coucher et put le faire sans difficulté ; il s'endormit profondément. Lorsque je le vis de nouveau, quelques heures après ma première visite, il était endormi ; je pus le réveiller facilement, il me dit alors, car lors de ma première visite il y avait aphonie complète, il me dit que lorsque je l'avais examiné, ce qui le tourmentait le plus, c'était la sensation d'un corps qui lui cernait le cou et qui l'étranglait, ainsi qu'une double pression qui embrassait toute la poitrine, d'une part, et tout le dos d'autre part, et qu'il lui semblait être pressé comme dans un étau, par une double planche, ce qui l'empêchait de respirer et provoquait des efforts continuels de toux et d'expectoration; qu'il croyait à chaque instant suffoquer; que tous ces maux avaient été enlevés et comme par un miracle, au moyen de la boisson qu'on lui avait donnée; qu'en ce moment il n'éprouvait qu'un besoin, celui de dormir, et il dormit en effet pendant trois jours et trois nuits consécutifs; l'éveillant seulement pour lui donner ses aliments, et chaque trois heures la décoction de Huaco; comme il s'éveillait de lui-même lorsqu'il éprouvait le besoin d'uriner ou d'évacuer.

Il a été pendant quinze jours dans un état d'extrême faiblesse, mais, sans toux, sans dyspnée, sans le moindre symptôme de sa maladie; ses forces se sont rétablies peu à peu, j'ai pu enfin lui permettre de sortir, de monter à cheval avec prudence; j'ai cessé de le voir. Trois semaines après l'avoir perdu de vue, il se présenta chez moi pour me remercier, pour me dire qu'il n'avait plus éprouvé aucune souffrance; qu'il était monté à cheval presque tous les jours et qu'au moment où il me parlait il achevait de faire une course de deux lieues, presque d'un seul temps de galop. Je ne l'ai revu qu'une fois, plus tard, dans un état satisfaisant de santé, qui se sera soutenue sans doute, puisque je n'en ai plus entendu parler et qu'il s'est écoulé plus d'une année depuis la seconde et dernière visite qu'il m'a faite.

OBSERVATION Nº 14.

ASTHME CONVULSIF.

Asthme convulsif. — Apparence d'une mort prochaine. — Guérison
prompte par le Huaco.

Le 20 septembre 1850, je fus appelé à dix heures du soir,
pour voir une jeune dame qui était atteinte d'une attaque
d'asthme depuis quatre jours. Lorsque je la vis, elle paraissait
être prête à étouffer, et je fus impressionné d'une manière si
fâcheuse, que je déclarai aux parents de la malade que je la
considérais comme perdue; et que mes prescriptions qui auraient
pour but de la soulager, n'étaient souscrites par moi que pour
l'acquit de ma conscience et la consolation de la malade.

Ma prescription se réduisit à indiquer l'application de sinapismes sur le rachis, sur les bras, sur les jambes; de cataplas-
mes chauds aux pieds; l'immersion répétée des mains dans l'eau
chaude, pendant deux minutes chaque fois; mon looch pour les
catarrhes, par cuillerées à café, dans l'intention de calmer la
toux et faciliter l'expectoration. Pour calmer, s'il était possible,
l'état de spasme, je donnai immédiatement dans deux grandes
cuillerées d'eau sucrée, une cuillerée de teinture alcoolique de
Huaco, avec indication de la répéter demi-heure après; j'ordonnai en même temps que l'on donnât à la malade trois demi-tasses
de décoction de Huaco, avec demi-heure d'intervalle, et de continuer ensuite une demi-tasse chaque trois heures, ayant soin de
respecter le sommeil s'il en survenait.

Le lendemain, à ma première visite, je la trouvai notablement soulagée ; sans dyspnée, avec une toux purement catarrhale. Elle me dit avoir pris le Huaco prescrit et qu'après la troisième dose, elle avait pu respirer librement ; que la toux s'était dissipée ; qu'elle avait pu se coucher et avait dormi une grande partie de la nuit ; qu'elle se croyait presque guérie. En effet, l'état de la malade s'était amélioré d'une manière si notable, que je m'empressai de dire aux parents que mon opinion de la veille était une erreur ; que la situation de la malade s'était améliorée au point que je croyais pouvoir leur promettre sa guérison. Et en effet, cette amélioration se prononça chaque jour davantage, et lorsque je cessai de la voir, huit jours après ma première visite, cette jeune femme, que j'avais trouvée mourante, ne conservait ni la moindre espèce de fatigue, ni de trouble dans la respiration. Elle était guérie, et il n'y avait pas eu de rechute, quatorze mois après, en novembre 1851.

OBSERVATION N° 15.

ASTHME CONVULSIF. — CONVULSIONS HABITUELLES.

Asthme convulsif et convulsions habituelles. — Cessation de tous les accidents, dans l'espace d'une heure, au moyen de l'application du Huaco.

Le 2 octobre 1850, je fus appelé pour visiter Mademoiselle Torre, rue de Las Capuchinas, n° 8. Je trouvai cette demoiselle, qui est âgée de 28 ans, d'une constitution robuste, d'un embonpoint notable, mais non pas exagéré, avec une dyspnée excessive ; une toux constante, avec expectoration visqueuse ; et un état convulsif presque général. J'étouffe, me dit-elle, et les convulsions me fatiguent horriblement! cette explication me fut donnée par monosyllabes et d'une voix éteinte. Le pouls était accéléré, petit, inégal, intermittent; les mains glacées ; tout le corps froid, quoique la malade accusât un feu qui la dévorait. Les parents me rapportèrent que l'état dans lequel je la voyais se répétait fort souvent, résistait à tous les moyens, se calmait enfin après un temps plus ou moins long, douze, quinze, vingt jours, un mois; que l'état convulsif était habituel, constant, que souvent elle était plus tranquille, mais que jamais elle ne passait un jour sans en éprouver.

Quelques sinapismes volants; des frictions calmantes sur le rachis, sur le ventre, aux cuisses; l'application de corps chauds sur les points glacés, ainsi qu'aux pieds et aux mains; une tasse de décoction de Huaco toutes les trois heures, quelques cuillerées à café du looch pour calmer la toux et faciliter l'expectoration; tels furent les moyens qui furent prescrits et mis en usage. Il était six heures du soir, lors de ma première visite. A sept heures elle prit la première dose de décoction de Huaco, qui calma la toux, la dyspnée, les convulsions, d'une manière presque magique. A dix heures, elle prit une seconde dose qui provoqua quasi immédiatement un sommeil, qui se prolongea jusqu'à six heures du matin. Comme j'étais inquiet de l'état de la malade, et que je désirais connaître les effets produits par la médecine, je la vis dès les sept heures du matin. Je la trouvai couchée, tranquille, souriante. Je suis guérie, me dit-elle; j'ai été soulagée à l'instant, et il y a bien longtemps que je n'avais passé une nuit entière sans convulsions, et pouvant respirer librement et amplement comme je le fais en ce moment; mais, vous avez mis, sans doute, beaucoup d'opium dans votre médecine, car j'ai dormi toute la nuit. Comme la médecine que je lui avais donnée n'en contenait pas la moindre parcelle, je lui demandai si quelquefois elle avait pris de l'opium, ce qui me

paraissait probable ; et si, dans ces cas, elle ne s'était pas trouvée, en s'éveillant, avec un état de pesanteur générale, et surtout
avec la tête lourde, et comme dans un état de demi-ivresse ; et
alors, sans autre explication, elle me dit c'est bien vrai, et précisément aujourd'hui c'est tout le contraire ; car jamais je ne
me suis éveillée avec le corps si dispos, si léger, et la tête aussi
libre, aussi dégagée ; ce qui est tout le contraire des effets produits par l'opium. Après avoir visité cette demoiselle pendant
quelques jours, sans avoir vu reparaître aucun accident, je me
retirai, leur conseillant de continuer la décoction de Huaco, trois
ou quatre cuillerées à soupe, chaque trois heures ; ainsi que les
petites cuillerées du looch, l'un et l'autre pendant un mois ; de
faire prendre quelques bains tièdes ; de faire, chaque jour, un
peu d'exercice à pied. Je les engageai à me rappeler de suite si
la toux convulsive ou les convulsions se reproduisaient, quoique
faiblement. Je n'ai pas revu cette demoiselle ; mais j'ai été
informé par ses parents que la guérison avait été complète, et
que depuis un an il n'y avait pas eu l'ombre d'une récidive.

OBSERVATION N° 16.

CONVULSIONS HABITUELLES.

Convulsions habituelles avec accès épileptiques ou épileptiformes.

Le 15 septembre 1850 je fus appelé, rue San-Agustin, n° 1,
pour visiter une jeune femme de vingt-six ans, mariée depuis
quatre mois, qui, par le désordre de ses menstruations, la nature
des douleurs qu'elle accusait, me fit croire à une maladie de

l'utérus ; je ne voulus rien prescrire sans l'avoir reconnue au moyen du *spéculum*. Sa répugnance vaincue, le moment arrivé, en présentant l'instrument à la vulve, la jeune femme fut prise d'une convulsion violente qui rendit l'exploration impossible. La malade portée sur son lit, la convulsion calmée, je demandai des explications ; je sus alors, ce qui m'avait été caché avant, que la jeune femme était, depuis sa plus tendre enfance, sujette à des convulsions qui se renouvelaient sous l'influence de la cause la plus minime, et souvent même sans le moindre motif ; que ces convulsions étaient à peu près journalières et le plus souvent avec le caractère épileptique ; et moi-même j'ai pu, dans une huitaine, constater trois accès épileptiques et bon nombre de convulsions sans perte de connaissance : j'ai prescrit les bains, les anti-spasmodiques généraux ; elle a été calmée. J'ai pu enfin, explorer l'utérus, et j'ai reconnu sur le col de cet organe, quelques légères ulcérations qui, après deux cautérisations, se sont presque complètement cicatrisées, sans qu'il y ait eu la moindre modification, dans l'état convulsif habituel ; accompagné de mauvaises digestions, d'une répugnance habituelle pour les aliments, d'un défaut de sommeil, d'un état de malaise général et d'une grande faiblesse, ainsi que d'une tristesse habituelle : quelques bains généraux avec addition d'une forte décoction de mauve, de laitue et de feuilles d'oranger ; des bains de siège avec la même décoction et addition de têtes de pavots ; des frictions calmantes sur le rachis, sur les reins, sur le ventre ; point d'amélioration dans l'état nerveux.

Je me décidai enfin à prescrire (1) l'usage de mes poudres digestives , à prendre une prise dans deux cuillererés d'eau sucrée, quinze minutes avant chaque repas, pour faire cesser les indigestions et développer un peu l'appétit ; et comme moyen

---

(1) Mes poudres digestives se composent de : Magnésie calcinée, un gros ; sous nitrate de bysmuth, douze grains ; rhubarbe en poudre, deux grains ; colombe en poudre, deux grains. Mêler le tout, et diviser en douze paquets.

propre à combattre l'état convulsif, des gouttes composées avec trois parties de teinture alcoolique de Huaço et une partie d'éther sulfurique ; j'en ai prescrit huit gouttes sur un morceau de sucre, à répéter toutes les trois heures et toutes les fois qu'il y aurait convulsion, sans perte de connaissance. Après quelques doses de ses gouttes, et dès le lendemain, il y eut une amélioration notable dans l'état convulsif et même dans le moral de la malade. Après cinq ou six jours, l'amélioration fut si grande que je me retirai pour la revoir quinze jours après, avec l'intention de procéder à une troisième cautérisation ; je me présentai au jour convenu ; mais, qu'on juge de ma surprise, de rencontrer une jeune femme colorée, gaie, vive, souriante, au lieu de la malade pâle, triste, maussade, sombre même, que j'avais vue quinze jours avant. Je la félicitai de cet heureux changement et je lui en demandai la cause. Je ne suis plus la même personne, me dit-elle, et c'est à vous, à ces saintes et merveilleuses gouttes, que je dois cet heureux changement ; et alors, elle et son mari, qui était présent et moitié fou de satisfaction, me témoignèrent leur reconnaissance à leur manière, et je pus enfin comprendre, à travers les expressions les plus exagérées de la reconnaissance et les caresses des deux époux, que, depuis quinze jours, c'est-à-dire, depuis le jour que j'avais cessé de voir la jeune femme, elle n'avait pas eu la moindre convulsion ; qu'elle avait eu le sommeil le plus paisible ; que son appétit ainsi que sa digestion étaient complètement rétablis ; qu'elle était gaie, désireuse de la promenade, ce qu'elle avait fait tous les jours; qu'ils étaient heureux enfin et que leur bonheur actuel ils le devaient bien évidemment aux gouttes que j'avais prescrites, et que la malade prenait avec un soin et une confiance religieuse; etc., etc. Je brise sur cette conversation qui paraîtrait puérile et ridicule à toute personne qui ne connaîtrait pas le caractère mexicain. Au résumé, je fus enchanté du résultat, aussi extraordinaire, aussi prompt, aussi heureux, obtenu de l'emploi de mes gouttes, c'est-à-dire du Huaco, pendant l'espace de près d'un mois.

Me dira-t-on que l'amélioration survenue dans les fonctions du système nerveux, était une conséquence naturelle de l'amélioration qui avait été obtenue dans l'état de l'utérus ? Pour mon compte, je n'en crois rien ; parce que la maladie utérine était récente, évidemment accidentelle, tandis que l'état convulsif datait d'une époque éloignée, fort antérieure même à l'époque de la première menstruation. Quoiqu'il en soit, le fait m'a paru curieux, intéressant, et je rapporte ce fait tel que je l'ai recueilli et complètement nu de toute réflexion qui pourrait paraître dictée sous l'influence d'une prévention, d'une idée fixe et évidemment favorable, relativement aux effets produits par l'usage médicinal d'une plante étrangère à la thérapeutique, et que je crois destinée à en occuper le premier rang.

OBSERVATION N° 17.

CONVULSIONS DÈS L'ENFANCE.

Convulsions de l'enfance suivies de paralysie. Guérison par le Huaco.

A la fin d'octobre 1850, je fus appelé, rue du Refugio, n° 18, pour visiter une petite fille de trois ans et quelques mois, nommée Angela, qui fut atteinte de fortes convulsions à la suite de l'ingestion de quelques aliments indigestes pour son âge, et qui furent vomis. Comme les convulsions ne se calmaient pas, on courut chez moi, et ne m'ayant pas trouvé, plusieurs personnes se mirent à la recherche d'un médecin ; il en résulta que bientôt et avant mon arrivée, trois médecins virent la petite malade ; tous formulèrent vomitifs, purgatifs drastiques, lavements à la valérianne, avec addition de substances purgatives ; notamment une goutte de crotum tyglium ; des sinapismes; des frictions irritantes ; j'arrivai enfin moi-même auprès de la petite malade.

Lorsque j'arrivai auprès de cette enfant, elle était dans un état convulsif général ; la peau froide, tous les muscles extérieurs fortement contractés, les extrémités supérieures plus que les inférieures ; les extrémités droites moins que les gauches ; les mains fortement serrées, le pouce en dedans, comme dans toutes les convulsions des enfants ; la tête déjetée, en arrière, au point que la partie occipitale touchait la partie correspondante de la colonne épinière, dont il était impossible de la séparer ; tous les muscles de la face étaient contractés, la figure violette ; les globes des yeux inclinés à gauche, au point que toute la partie gauche de la scléréotique se trouvait cachée sous l'angle de l'orbite, et qu'on voyait la pupille, tellement dilatée, qu'elle envahissait par son étendue la presque totalité de la cornée ; les globes étaient complètement immobiles, gorgés de sang ; le pouls était extrèmement accéléré, intermittent, tremblotant, filiforme; la respiration quasi suspendue.

Les médecins qui visitèrent l'enfant, avant moi, ayant prescrit les différents remèdes qui ont été indiqués plus haut, on se mit en devoir d'en faire usage et plusieurs avaient déjà été employés, sans qu'on eût remarquée la moindre amélioration; l'on avait observé au contraire que sous leur influence, la menace de suffocation s'était progressivement augmentée.

Craignant de voir expirer cet enfant sous mes yeux; convaincu d'ailleurs que les parents avaient en moi la confiance la plus absolue, leur déclarant toutefois que leur enfant allait mourir, quels que fussent les moyens qui seraient employés , je fis donner à l'instant et en ma présence, sur un peu de sucre en poudre, dix gouttes d'un mélange composé avec un quart d'éther sulfurique et trois quarts de teinture alcoolique de Huaco; je les fis répéter dix minutes après, et j'en prescrivis six gouttes chaque quinze minutes. Dix minutes s'étaient à peine écoulées, depuis la deuxième dose, que les secousses convulsives avaient cessé ; que la régidité était moindre ; que la tête était moins déjetée en arrière et n'était plus collée au rachis ; les globes des yeux moins inclinés, la scléréotique visible dans son pourtour, la pupille moins dilatée ; que les traits de la face étaient moins contractés et l'injection de la figure notablement diminuée ; la respiration était appréciable ; le pouls moins précipité, plus égal, plus développé. Cette amélioration augmenta progressivement et d'une manière tellement rapide, que bientôt la peau se réchauffa et se couvrit d'une douce sueur ; que l'enfant reprit la faculté de voir, de pouvoir avaler facilement ; et enfin, la faculté d'entendre et assez d'intelligence pour comprendre et obéir à ce qu'on lui disait, où pleurer lorsqu'elle voulait résister ; enfin, au bout de deux heures, pendant lesquelles je ne me suis pas séparé de l'enfant, tout cet appareil de mort qui avait affligé mes yeux était disparu, et il n'était resté qu'un grand accablement, une faiblesse excessive et de la disposition au sommeil. Lorsque je revis cette enfant, six heures après, elle avait dormi, elle était moins faible ; mais il fût observé que l'extrémité supérieure droite était complètement paralysée, et l'extrémité inférieure avec une torpeur extrême dans les mouvements. La continuation des gouttes éthérées ; chaque deux ou trois heures, ainsi que quelques cuillerées, à chaque dose, d'une décoction de la précieuse plante, fut suffisante pour le rétablissement des forces, et pour faire disparaître, en trois jours, la paralysie du bras droit ; et l'enfant se trouva entièrement rétabli. Plusieurs mois se sont écoulés sans qu'il soit survenu le plus léger accident.

OBSERVATION N° 18.

CONGESTION CÉRÉBRALE PASSIVE.

Congestion cérébrale passive. — Guérie au moyen du Huaco.

Le 7 novembre 1850, je fus appelé pour visiter madame Olivarès, que l'on me dit être indisposée depuis la veille. Cette dame, d'une bonne constitution et d'une bonne santé habituelle, âgée de 50 ans, faisait ses dispositions de voyage pour Chihuahua, son pays, lorsque dans la matinée d'hier, 6 novembre, elle s'était sentie indisposée, et, sans avoir appelé de médecin, elle a fait usage de la crème de tartre, de l'orangeade, des lavements, des sinapismes, le tout sans obtenir la moindre évacuation, le moindre phénomène de réaction.

A ma première visite, le 7 novembre, je trouvai cette dame dans un état de somnolence, que l'on me dit exister depuis plus de vingt-quatre heures ; son pouls était faible et avec soixante pulsations à la minute ; la peau sèche, plutôt froide que tiède ; la figure pâle, décomposée, l'œil peu injecté, la pupille plutôt contractée que dilatée ; son attention réveillée, il était facile d'observer qu'elle regardait sans voir, ce qui fut vérifié en lui présentant tour à tour différents objets, éclairés d'une lumière assez vive. Elle n'éprouvait aucune espèce de douleur ; elle se trouvait comme dans un état d'ivresse, la tête lourde, tout le corps pesant, engourdi, avec fourmillement, les extrémités à peine tièdes, point de soif, point de désir d'aliments.

Il fut prescrit des sinapismes aux pieds, aux jambes, aux

cuisses, à la nuque; l'application du froid aux yeux, au front, aux tempes; l'immersion des mains dans l'eau chaude; des lavements avec une décoction de valérianne, la gomme, l'assafétida, le camphre, l'huile de palma-christi ; à l'intérieur, l'acétate d'ammoniaque, l'infusion de tilleul, des gorgées d'eau froide.

Le soir l'état de la malade étant le même, les mêmes moyens furent continués, avec prévention que, si aucune amélioration n'avait lieu, je serais rappelé à dix heures, je le fus à minuit. Ayant trouvé l'état de la malade plus grave, ne voulant pas faire d'extraction de sang, par la conviction où j'étais qu'elle ne ferait qu'assurer une terminaison funeste, et ne voulant pas rester seul avec la responsabilité de la situation, je proposai de revoir la malade à sept heures du matin, avec le docteur Leguia, dont j'appréciais les connaissances et le bon jugement, ce qui fut accepté. En attendant et par forme d'essai, ayant vu que la congestion s'était augmentée au lieu d'avoir diminué sous l'influence des moyens prescrits, le matin à ma première visite, j'ordonnai de tout suspendre jusqu'à notre arrivée, et de donner à la malade une petite tasse à café de décoction de Huaco le plus promptement possible, et de la répéter chaque trois heures. La première dose fut donnée à une heure du matin, la deuxième à quatre heures; à notre arrivée, à sept heures et demie, la troisième dose n'avait pas encore été donnée, sous le prétexte que la malade leur paraissant mieux, ils avaient voulu attendre notre arrivée; et en effet, malgré la petite quantité de Huaco ingérée, l'amélioration était manifeste ; le pouls était développé, régulier et donnait soixante-douze pulsations à la minute ; la peau était chaude et humide ; à notre appel, la malade ouvrit les yeux et put répondre à nos questions. Le changement favorable qui avait été obtenu, quoiqu'incomplet, nous détermina à insister sur l'emploi du même moyen; il fut donc prescrit une petite tasse à café, de la même décoction, chaque trois heures ; quelques cuillerées de bouillon de poulet; quelques gorgées d'eau froide ; un lavement dans la matinée et un dans l'après-midi, de ceux que j'avais prescrit la veille ; la continuation du froid sur le front ; une bouteille d'eau chaude aux pieds. Nous revîmes la malade à quatre heures du soir, sa tête était presque complètement dégagée ; elle put nous dire je suis mieux, la seule chose qui m'incommode, c'est une douleur à la partie postérieure de la tête, et encore un peu d'engourdissement des extrémités ; mais, nous dit-elle, j'ai faim et nullement soif; j'ai sommeil aussi; faites-moi donner à manger et qu'on me laisse dormir. Persistance de la même décoction de Huaco, avec addition de vingt gouttes de la teinture alcoolique de cette plante, pour chaque dose; une soupe, eau froide par gorgées ; suppression de tout autre remède. Le 9 au matin, la malade nous reçut en nous disant je suis guérie ; mais, au nom de Dieu, donnez-moi à manger, car je meurs de faim.

J'ai continué à visiter la malade jusques au 30 dudit mois de décembre, jour où elle est partie avec toute sa famille pour Chihuaha, lieu de sa résidence habituelle, ville éloignée de Mexico de 300 lieues. Son départ, consenti par moi, pour un voyage si long, est une preuve suffisante que la santé de madame Olivarès était complètement rétablie ; et en effet, du 10 au 30 de décembre, ses forces se sont rétablies d'une manière progressive; sa tête s'est fortifiée complètement, et l'unique médication, qui a été mise en usage, a été la continuation de la teinture de Huaco, à la dose de 10 gouttes, trois ou quatre fois par jour ; et un purgatif dont je reconnus l'indication, et qui produisit le plus grand bien.

OBSERVATION N° 19.

DIARRHÉE CHRONIQUE.

Diarrhée chronique, 5 ans de durée, pendant lesquels le malade avait été soigné, sans avoir obtenu la moindre amélioration. Guérison en quinze jours par l'usage du Huaco.

Il y a quatre mois que je soigne M. le colonel Calvo, rue de la Serbatane, n° 5, (nous sommes au 5 septembre 1851) d'une diarrhée dont il est incommodé, depuis plus de cinq ans. Pendant ce long intervalle, avant que je le visse, il avait suivi les conseils et pris les remèdes, qui ont été successivement prescrits, par le grand nombre de médecins qui ont été tour-à-tour consultés par lui. Lorsque je vis ce malade pour la première fois, je crus, après examen, qu'il devait exister des ulcérations à la muqueuse des intestins. Je mis en usage les moyens généraux qui sont employés par moi et toujours avec succès dans les diarrhées, les dyssenteries, les indigestions ; j'ai obtenu plusieurs fois un véritable amendement, quelques intermittences qui me faisaient espérer pouvoir triompher du mal ; mais, en résumé, je n'ai jamais eu de résultat favorable, qui fut formel, une guérison réelle. Il y a un mois, dans la première quinzaine d'août, je me decidai à abandonner toute médication, et je me limitai à prescrire la continuation de mes poudres digestives et l'usage habituel et franc du Huaco en décoction et en teinture. Huit jours après avoir commencé l'usage du Huaco, amélioration notable ; après la première quinzaine, état normal, dans les fonctions de l'esto-

mac et des intestins; évacuations moulées, presque dures, ce qui
n'avait pas eu lieu depuis cinq ans. Jusqu'à ce jour elles ont continué ainsi, le malade ne conservant plus que quelques éructations
acides, de loin en loin, lesquelles sont dissipées immédiatement,
au moyen d'une prise de mes poudres digestives, qui se compose
de 5 grains de magnésie calcinée, un grain de sous-nitrate de bis-
muth et un sixième de grain de colombo et de rhubarbe en poudre. Mais M. le colonel Calvo éprouvait, comme tout le monde,
un état de fatigue, certaine difficulté pour respirer, une sensation de pesanteur à la région précordiale ; son pouls était lent et
sans résistance; sa figure présentait une teinte obscure, le dos de
ses mains était d'une couleur violet obscur. Aujourd'hui j'ai
trouvé son pouls plus accéléré, beaucoup plus résistant à la pression, ce que, lui ayant fait remarquer, en lui disant que c'était
le résultat de l'action tonique que le Huaco exerçait sur le cœur
et sur tout l'arbre circulatoire ; il me dit, à son tour, que sa tête
était plus libre et plus ferme; que sa respiration était plus facile, et que le poids incommode qu'il avait sur la poitrine, et plus
particulièrement sur la région du cœur, était complètement disparu ; qu'il se trouvait plus dispos, qu'il avait plus de force et
faisait avec plaisir et sans se fatiguer, un peu d'exercice, pour
lequel, un mois avant, il éprouvait une répugnance invincible; et
enfin, il me fit observer que ses mains, qui étaient presque noires,
se trouvaient blanches, de même que la figure, qui avait été
remplie de taches, d'une couleur violet, et que la peau, au lieu
d'être rugueuse, se trouvait unie et souple ; et en effet, la couleur
de la peau de la figure et des mains avait varié complètement,
c'est-à-dire que l'impression du Huaco sur la contractilité du
cœur, ayant été assez forte pour que son influence eût pu se faire
sentir dans tout l'arbre circulatoire et même dans les capillaires
sanguins les plus ténus, la circulation capillaire s'était rétablie
d'une manière complète ; et les altérations de couleur de la face
et des mains étaient complètement disparues, parce qu'elles ne
reconnaissaient d'autres causes que l'accumulation et la stagna-
tion du sang dans les capillaires de la peau.

OBSERVATION N° 20.

COQUELUCHE N° 1.

Comprenant sept cas de coqueluche, guéries au moyen
du sirop de Huaco.

Dans le mois de septembre 1850, le fils de M. Dechampeaux, consul chancelier de la légation de France au Mexique, fut atteint de la coqueluche. Il fut mis à l'usage du sirop de Huaco, dont il prit une cuillerée à café chaque trois heures ; dès la première nuit qui suivit l'emploi du Huaco, et après en avoir pris trois cuillerées à café, l'enfant eut un peu sommeil : tous les jours, les quintes qui étaient excessivement violentes, furent en perdant de leur intensité ; le quatrième jour elles furent complètement calmées, et le huitième jour il ne restait au petit malade qu'une toux purement catarrhale, qui s'éteignit bientôt entièrement au moyen, non de la continuation du sirop de Huaco, qui fut retiré le huitième jour, mais d'un looch dont je fais un usage habituel dans les affections catarrhales et que je compose avec une once de sirop de gomme, une once de sirop d'althea, deux gros de sirop d'ipécacuanha, deux gros de sirop de morphine, douze à vingt-quatre gouttes de teinture alcoolique de belladona, et une once d'eau de fleurs d'oranger ; à prendre une cuillerée à café, les adultes, et demi-cuillerée les enfants, chaque trois heures et chaque fois qu'il se présente une quinte de toux.

Dans cette maladie, dont l'amélioration a été rapide, progressive, et la guérison fort prompte, il n'a été fait usage que du sirop de Huaco, du looch précité ; du lait et des crèmes au lait comme aliment; et comme moyen accessoire, il a été fait pendant dix à douze jours, le matin et le soir, sur la poitrine, sur le dos et sur la région de l'estomac, une friction avec une pommade légèrement émétisée.

COQUELUCHE N° 2.

Le 17 décembre 1850, je fus appelé rue de la Alcaiceria, n° 18, pour visiter une enfant de M. don Ignacio Berra, âgée de dix-huit mois et atteinte de la coqueluche depuis un mois; elle était dans un état d'accablement extrême, une anélation constante ; les journées étaient assez calmes, malgré des quintes fréquentes, mais les nuits étaient horribles; pas un instant de sommeil, des quintes qui chaque nuit étaient plus fortes, plus rapprochées et avec menace évidente de suffocation. Il avait été mis en usage tous les remèdes de commères, qu'il est possible d'imaginer. Lorsque, pour la première fois, je vis cette enfant, elle me parut mourante ; néanmoins je cherchai à la réchauffer au moyen d'une pommade stibiée, avec des sinapismes volants, avec l'application à la plante des pieds d'une masse composée avec le suif, l'ail, le sel et l'huile; des frictions d'huile chaude et l'application de la chaleur, ainsi que d'un vaste cataplasme chaud, de farine de graines de lin sur le ventre.

A l'intérieur, comme moyen principal, chaque trois heures, deux ou trois cuillerées à café de décoction de Huaco; des cuillerées à café d'un mélange fait avec le sirop d'ipécacuanha et celui de morphine, l'oximel scillitique, la teinture de belladona. Les nuits du 17 au 18, du 18 au 19 ne présentèrent aucune amélioration. Le 20, l'enfant me parut mieux, mais la mère m'assura que la nuit antérieure avait été la même. Le 21 enfin, j'ai trouvé l'enfant parfaitement bien, et la mère, qui avait perdu tout espoir de conserver son enfant, me dit avec l'expression de la joie que sa petite fille avait bien dormi ; qu'elle n'avait eu que deux ou trois quintes, de toux seulement et sans aucune fatigue. Devant moi, l'enfant eut une quinte très faible, sans aucun des symptômes qui caractérisent la coqueluche, et la quinte passée, l'enfant a pris une petite tasse de lait chaud ; elle est gaie, sa respiration est naturelle et calme ; elle s'est mise à jouer avec sa petite sœur. Continuation des mêmes moyens, les 21, 22 et 23. La nuit du 22 au 23 a été agitée ; il n'y a eu ni urine, ni évacuation. Le 23, le ventre est élevé, dur, plein de gaz. Le même jour, 23, donné un purgatif qui n'a procuré aucune évacuation ; les quintes sont revenues, l'enfant est abattu et inquiet en même temps. Le 24, autre purgatif qui procure une évacuation insignifiante, mais un peu d'urine; le soir, le ventre a perdu sa tension ; l'enfant paraît plus tranquille, il n'est plus fatigué par la toux; la respiration est moins agitée. Chaque trois heures, une cuillerée à café de décoction de Huaco; chaque trois heures, une prise contenant le quart d'un paquet qui est composé de douze grains de sucre candi, demi-grain d'oxide blanc d'antimoine, un grain de poudre de dower ; chaque trois heures, quelques cuillerées de lait coupé avec de l'eau de graines de lin ou de bourrache ; lavements, frictions sur le ventre avec l'huile d'amandes douces fortement camphrée, les applications à la plante des pieds de la masse contenant de l'ail. Du 25 au 26 tous les phénomènes de coqueluche ont disparu de nouveau, et il ne reste qu'une affection purement catarrhale. Le 26, l'enfant est tranquille, sans fièvre, sans la moindre agitation du côté de la poitrine, peau avec une chaleur douce, générale et avec un peu de moiteur; l'enfant est guéri. Je n'ai pas moins insisté sur la continuation du Huaco, de la mixture, des poudres, comme je l'ai dit déjà. L'état de la petite malade me parut si favorable que je ne la visitai pas le 27; et le 28, à ma visite, je la trouvai mourante. Le pouls était accéléré, petit, fuyant sous le doigt ; la peau froide, la respiration pénible, la figure bouffie, l'œil éteint, le ventre balonné; cette enfant, qui était d'une vivacité remarquable, paraissait complètement hébétée; de nouveau l'enfant se mourait. Je sus alors qu'elle était dans cet état depuis la veille, et qu'il n'avait été fait absolument rien pour réveiller cette vie qui paraissait prête à s'éteindre. Ayant par hasard du Huaco dans ma poche, je fis faire immédiatement une forte décoction de cette plante et j'en fis donner deux cuillerées à café chaque quinze minutes. J'ordonnai des frictions, sur le trajet de l'épine dorsale et sur le ventre, avec un liniment volatil; je fis appliquer des sinapismes, alternativement aux pieds, aux jambes, aux cuisses, aux bras, sur la colonne épinière; sans que, de toute la journée, l'enfant accusât la moindre sensation; je fis donner plusieurs lavements purgatifs qui ne produisirent aucun effet, néanmoins le pouls se développa, la chaleur se rétablit, la bouffissure de la face se dissipa; la toux catarrhale revint; l'enfant parut se ranimer, elle vomit plusieurs fois et à la nuit elle était mieux, mais toujours avec le ventre très élevé et sans aucune évacuation. Le Huaco fut continué, mais donné chaque deux heures seulement et dans les intervalles, il fut donné quelques grains de magnésie calcinée et aussi quelques cuillerées de lait coupé avec de l'eau de bourrache; les lavements furent répétés; un cataplasme fut appliqué sur le ventre; les frictions furent continuées. Dans la nuit du 28 au 29, il y eut plusieurs évacuations et des émissions abondantes d'urine. Le matin du 29, je trouvai l'enfant mieux, en général, mais tout adolori; parce que la vie étant revenue à la périférie, tous les points qui avaient été occupés par les sinapismes, étaient enflammés et quelques-uns avaient des ampoules. Les mêmes moyens furent continués, c'est-à-dire que dans la journée il a été donné, chaque trois heures, deux cuillerées de la décoction de Huaco; une heure après quelques grains de poudres digestives; et une heure après le même aliment. Il a été fait quelques frictions volatiles sur l'épine et sur le ventre, qui a été constamment couvert d'un vaste cataplasme; il a été donné un lavement simple

qui a procuré une abondante évacuation, d'une grande fétidité;
les pieds qui la veille, dans un moment de mort apparente,
avaient été plongés et maintenus une ou deux minutes dans l'eau
presque bouillante, qui étaient restés insensibles à cette impression, sont en ce moment, rouges, gonflés, très douloureux. En
somme, en ce moment, huit heures du soir du 29, l'enfant est
mieux; seulement elle est très souffrante,des inflammations par-
tielles de la peau; tandis que durant toute la journée du 28, j'ai
cru à chaque instant qu'elle allait expirer. Pendant toute la nuit
du 29 au 30, continuation des mêmes moyens, ayant soin seulement de respecter son sommeil. Le 30, l'enfant est beaucoup
mieux encore; elle est sauvée une seconde fois. A la fin de jan=
vier de 1851, cette petite malade était complètement rétablie, et
n'a cessé depuis lors de se bien porter.

COQUELUCHE N° 3.

Le 20 décembre 1850, à sept heures du matin, je fus appelé
rue del Refugio, n° 18, pour voir une enfant de trois ans et quatre mois, que j'avais déjà soignée en octobre dernier, mourante
de convulsions (1).

Atteinte de la coqueluche depuis la veille, elle avait eu pendant la nuit du 19 au 20 un grand nombre de quintes de toux,
chaque fois avec menace de suffocation. Je la trouvai dans un
état d'abattement extrême; le pouls très accéléré, petit, trem-
blottant; la respiration excessivement difficile, avec dyspnée, et
à chaque instant suspension du mouvement respiratoire; la
figure bouffie, d'un aspect terreux, la peau froide; pas l'ombre

(1) Voir l'observation n° 17. Convulsions de l'enfance.

de mouvement physique, ni moral ; mon pronostic fut des plus
fâcheux, quoiqu'il fut réservé pour moi.

Des frictions sur le rachis, sur le ventre, et plus particulièrement sur l'estomac, avec une pommade stibiée, calmante ;
des sinapismes volants ; des applications à la plante des pieds,
d'une masse composée avec le suif, l'ail, le sel et l'huile ; l'application de la chaleur à l'extérieur ; chaque trois heures une cuillerée à café d'un mélange fait avec une once de sirop d'ipécacuanha, demi-once d'oximel scillitique, deux gros de sirop de
morphine, et seize gouttes de teinture alcoolique de belladone ;
une heure après une cuillerée à café de sirop de Huaco, et
quinze ou vingt minutes plus tard, quelques cuillerées de lait
coupé avec de l'eau de bourrache , ou bien, quelques cuillerées
d'une crême de maïs ou de sagou ; pour la soif des cuillerées à
café d'eau de bourrache ou de graine de lin. La journée ne fut
pas bonne et je fus appelé le soir. Je fis continuer les mêmes
moyens et donner un lavement qui procura une évacuation.

La nuit du 20 au 21 a été complètement bonne, comparée à la
nuit précédente. Aujourd'hui j'ai trouvé l'enfant, non seulément
sans quintes, mais presque sans toux ; gaie et disposée à causer
avec moi ; si cela continue ce sera une coqueluche avortée ; nous
verrons. Mêmes moyens. Dans la nuit du 21 au 22, nouvelles
quintes, dyspnée, étouffements, assoupissement, pouls à cent
cinquante pulsations, peau brûlante et sèche, suppression d'urine. Les mêmes moyens. Du 22 au 23, et toute la journée, même
état ; pouls à cent soixante pulsations. Les même moyens ; plus,
des sinapismes aux bras et aux jambes ; et à la plante des pieds,
la masse avec le suif, l'ail, le sel et l'huile. Le 24, au matin, le
pouls à cent-cinquante pulsations, un léger amendement ; mais
toujours point d'urine ; un purgatif, et dans l'après midi deux
lavements ; le tout a produit plusieurs évacuations ; il y a eu
deux émissions d'urine. Ii a été continué le looch et le sirop de
Huaco. Le soir amendement notable des symptômes ; le pouls à
cent trente pulsations ; il n'y a plus d'assoupissement, il y a eu

quelques moments de sommeil ; mêmes moyens, c'est-à-dire, le looch et le sirop de Huaco. Le 25 l'enfant est mieux, elle a passé une bonne nuit ; le pouls donne cent vingt-six pulsations; mêmes moyens. Le 26 l'enfant est en bon état ; la nuit a été agitée par la toux, mais il n'y a pas eu de quintes sensibles ; le pouls à cent vingt-six pulsations; mêmes moyens, c'est-à-dire, le looch, le sirop de Huaco, les aliments.

L'état de l'enfant n'exigeant plus ma présence journalière, j'ai cessé de la voir, laissant à la mère une instruction, avec la prévention de me rappeler, dans le cas où la petite malade ne se rétablirait pas d'une manière progressive. En février, j'ai été informé que cette enfant jouissait d'une parfaite santé.

COQUELUCHE N° 4.

Le 20 décembre 1850, je fus appelé rue Santa-Izabel, n° 4, pour voir une petite fille de huit mois, à M. Ignacio d'Agreda. Cette enfant était, depuis la veille, atteinte de la coqueluche, dont une quinte assez forte eut lieu en ma présence. Il fut prescrit, à l'intérieur, chaque trois heures, une cuillerée à café de sirop de Huaco ; chaque trois heures une cuillerée à café de mon looch pour les catarrhes ; pour aliment le sein de sa mère, avec modération ; à l'extérieur, il fut appliqué à la plante des pieds, la masse déjà connue, et il fut fait, chaque trois heures, sur l'épine et sur l'estomac, une friction avec la pommade stibiée.

Le 21, je trouvai l'enfant beaucoup mieux; la nuit du 20 au 21 a été meilleure que la précédente; tout me porte à croire que la maladie sera arrêtée dans son début : mêmes moyens. Le 22 et le 23, l'amélioration continue, la coqueluche paraît terminée; mêmes moyens. Je ne dois revoir l'enfant que le 25.

Le 25, je trouve l'enfant complètement rétablie. Je cesse de la visiter. Je recommande que l'on continue pendant quinze jours l'usage du sirop de Huaco, ce qui a été exécuté. La guérison s'est soutenue.

COQUELUCHE N° 5.

Le 31 décembre 1850, je fus appelé par M. Jean Labat pour voir son fils Henry, enfant de trois ans et demi, qui avait eu plusieurs quintes de toux nerveuse. Je trouvai cet enfant avec un pouls fébrile, la peau brûlante et sèche, des secousses nerveuses. Je lui prescrivis la décoction de Huaco par grandes cuillerées, une chaque trois heures ; le looch pour les catarrhes, une demi-cuillerée à café chaque 3 heures ; l'eau de bourrache et l'eau de graines de lin pour boisson. Le 22, au matin, la toux était moindre, mais le pouls donnait toujours 150 pulsations ; il y avait délire, mouvements convulsifs, envies de vomir, suppression complète d'urine, depuis la veille : mêmes moyens, et de plus, chaque 2 ou 3 heures, une cuillerée à café d'une mixture faite avec de l'eau de tilleul, l'acétate d'ammoniaque, un sirop simple ; des frictions sur le creux de l'estomac et sur l'épine avec une pommade stibiée ; des frictions sur les reins, sur le bas-ventre, sur la la partie interne des cuisses, avec l'huile fortement camphrée ; des sinapismes volants ; à la plante des pieds, la masse de suif, d'ail, de sel et d'huile ; deux lavements. Je le vis le soir ; dans la journée, il n'y avait eu ni évacuation, ni émission d'urine, ni moiteur. Le 23, même état et le pouls à 150 pulsations ; continuation du Huaco, du looch, de l'eau de bourrache, de l'eau de graines de lin et de l'acétate d'ammoniaque ; de plus, un purgatif qui procura quelques évacuations insignifiantes et sans urine, si ce n'est une faible émission, dans la nuit du 23 au 24. Le 24, au matin, pouls à 150 pulsations, moins d'agitation, une toux sans presqu'aucun état convulsif : mêmes moyens, c'est-à-dire tous les moyens intérieurs (moins le purgatif), ainsi que les fric tions et la masse à la plante des pieds. Dans la journée du 24, plusieurs évacuations, dont une fort abondante; plusieurs émissions d'urine; à quatre heures du soir, le pouls à cent trente pulsations, la peau légèrement moite, maigrissement. Le 25, l'enfant est mieux ; le pouls ne donne que cent vingt pulsations; moins d'agitation; de la moiteur à la peau; la toux est purement catarrhale, et il n'y a que quelques faibles quintes convulsives; la nuit a été bonne, l'enfant a dormi; il y a eu une évacuation et plusieurs fois émission d'urine ; continuation des mêmes moyens, moins les applications à la plante des pieds. Le 26, le mieux continue, la nuit a été bonne, rien de nouveau ; continuation du Huaco, du looch, de l'eau de bourrache et de graines de lin, les frictions avec la pommade stibiée; chaque trois heures, une demi petite tasse de crême de maïs ou de sagou, ou une petite tasse de lait coupé avec moitié d'eau de bourrache. Pendant les jours antérieurs, les aliments ont consisté en deux ou trois cuillerées de lait coupé avec l'eau de bourrache, chaque cinq ou six heures. L'amélioration ayant augmenté d'une manière progressive, j'ai cessé de visiter l'enfant le 30; recommandant à sa mère de lui continuer pendant quelques jours encore le Huaco, non la décoction, mais le sirop, à une cuillerée à café chaque trois heures, ainsi que mon looch pour les catarrhes (1). Cet enfant s'est complètement rétabli. Tous les remèdes ont été abandonnés le 8 janvier 1851.

(1) Ce que j'appelle mon looch pour les catarrhes, est un mélange composé de : sirop d'althea et de gomme arabique, de chaque une once. Sirop d'ipécacuanha et de morphine, de chacun deux gros ; de la teinture de belladone, de douze à vingt-quatre gouttes, d'eau de fleur d'orange, une once.

COQUELUCHE N° 6.

En mai 1851, je fus appelé à la maison du Courrier, seconde calle san francisco, pour voir un enfant de cinq mois, atteint de la coqueluche, avec des crises fréquentes, et à chacune desquelles il y avait menace de suffocation. Il avait été employé les moyens habituels, substances anti-catarrhales et calmantes, les diaphorétiques, la belladone, les révulsifs ; sur les extrémités, la pommade stibiée ; le tout sans avoir obtenu le moindre soulagement. Sans me permettre d'altérer les prescriptions antérieures et auxquelles j'étais complètement étranger, je conseillai de donner à l'enfant une demi-cuillerée à café de sirop de Huaco, chaque trois heures, ce qui fut exécuté à l'instant ; après la troisième dose, les accès parurent être moins violents et bien moins fréquents. Le lendemain matin, je revis l'enfant que je trouvai mieux, je fis doubler la dose du sirop, c'est-à-dire une cuillerée à café chaque trois heures ; le mieux fut en augmentant d'une manière graduelle, mais tellement rapide qu'après trois jours seulement de l'usage du sirop de Huaco, il ne restait à l'enfant qu'une toux purement catarrhale. Je me retirai en recommandant de continuer l'usage du sirop de Huaco, et aussi de donner, chaque trois heures, une cuillerée à café de mon looch pectoral. On denna le looch, mais on suspendit le sirop de Huaco, et peu de jours après, la toux convulsive reparut et prit de nouveau un caractère alarmant; je fus rappelé. J'employai le même moyen avec le même résultat ; c'est-à-dire, qu'au quatrième jour du retour au sirop de Huaco, la toux convulsive disparut compètement; ne restant à l'enfant qu'un simple catarrhe. Je me retirai de nouveau ; mais cette fois on suivit mon conseil; on continua l'usage du Huaco, malgré que la toux ne présentât rien de convulsif, qu'elle fût purement catarrhale. Je revis cet enfant quinze jours après ; je le trouvai dans un état de santé parfaite et je fis retirer l'usage du sirop de Huaco et du looch ; et jusqu'à ce jour, 24 juin, il ne s'est rien présenté qui fasse craindre le retour de la coqueluche, ni même du simple catarrhe.

COQUELUCHE N° 7.

En juin 1851, j'ai eu occasion de soigner et je soigne encore un enfant de cinq ans, fils de M. Manuel Busto, avocat, demeurant calle Cocheras, 1. Cet enfant, d'une constitution excessivement frêle, délicat, nerveux, a été atteint d'une fièvre catarrhale avec exacerbations ; mouvements convulsifs, toux convulsive ; pouls à cent trente, cent quarante, cent cinquante pulsations ; cinq jours se sont passés sans que le petit malade parut impressionné par l'action des remèdes, si ce n'est d'une manière défavorable ; ayant franchi le neuvième jour sans amendement et, au contraire, avec une exacerbation de tous les symptômes, je prescrivis, ou plutôt, j'adjoignis aux moyens employés jusqu'alors, deux cuillerées à café de sirop de Huaco, chaque trois heures ; dès le lendemain plus de mouvement nerveux, plus de toux convulsive, plus d'anxiété ; le second jour, le pouls est tombé à cent pulsations, la respiration est facile, la toux est presque complètement disparue, l'état du petit malade s'est amélioré de jour en jour, et aujourd'hui, 18, il est en pleine convalescence ; mais, prenant toujours par mon ordre une cuillerée à café du sirop de Huaco chaque trois heures. Enfin aujourd'hui, 22 de juin, je me retire, laissant l'enfant parfaitement bien portant. Il est gai, il mange, il dort, et l'état de sa santé est beaucoup meilleur qu'avant la maladie.

CHAPITRE IX ET DERNIER.

Résumé des chapitres antérieurs. — Conclusion.

Le Huaco ou Guaco, en français Houaco ou Gouáco, par la double action qu'il exerce sur l'organisme, peut être employé avec des résultats constamment favorables, dans une foule d'indispositions ou de maladies qui sont fort souvent, en apparence, complètement opposées.

Ainsi, l'on voit que, par l'action sédative qu'il exerce sur le système nerveux *cerebro-Epinal*, il calme et guérit l'état convulsif, quelle que soit la cause qui l'a produit ; moins les cas où cet état convulsif est tenu sous la dépendance d'une altération de tissu des centres nerveux ; et, dans ces cas là même, il le calme toujours ; comme aussi, il le fait disparaître d'une manière absolue, lorsqu'il complique n'importe quelle maladie.

Comme l'on voit, que par l'action tonique, qu'il exerce sur le système nerveux *ganglionnaire;* et l'action excitante, bien manifeste, qu'il exerce sur la contractilité du cœur ; non-seulement il rétablit rapidement la faculté digestive de l'estomac et régularise les fonctions de tout l'appareil digestif ; mais que, en réveillant toutes les fonctions de la vie organique et excitant la contractilité impulsive du cœur, il rétablit la circulation générale, ainsi que la circulation capillaire; et guérit presque toujours ces maladies redoutables qui résultent de l'infection et sont de véritables empoisonnements miasmatiques, comme la fièvre-jaune, le choléra-morbus, les intermittentes pernicieuses et autres; et rappelle à la vie, dans le cas de mort apparente et d'asphyxie. Et dans tous les cas, en réveillant et soutenant l'action propulsive du cœur, conséquemment la circulation, il s'oppose à l'établissement des congestions passives; et met la nature en situation de pouvoir continuer la lutte, si cette lutte devient nécessaire, dans les cas où, comme dans les typhus, les deux systèmes nerveux paraissent également frappés de stupeur; et mettre la nature à même de pouvoir continuer la lutte, c'est lui fournir le moyen de triompher, sinon toujours, au moins quelquefois.

Si, comme je le crois, dans tous les empoisonnements miasmatiques, la lésion principale et qui presque toujours entraîne la mort du malade, est celle qui se fait remarquer sur tous ou la plupart des organes soumis à l'influence des nerfs ganglionnaires, dont les fonctions sont troublées, affaiblies, suspendues, au point qu'il n'est plus apte à remplir une fonction qui est indispensable pour le soutien de la vie, qui s'éteint bientôt par le défaut d'action de ce centre principal de la grande circulation; il sera facile d'expliquer les effets presque miraculeux qui résultent de l'administration du Huaco, dans toutes ces maladies qui font le désespoir du médecin et qui moissonnent tant de victimes.

Comme en supposant même que toutes mes réflexions sont le résultat d'une erreur de mon jugement, les faits consignés dans ce mémoire, n'en sont pas moins des faits, qui tous ont été observés et recueillis par moi, à l'exception de celui qui fait le sujet de la douzième observation ; j'espère que Messieurs mes confrères se donneront la peine de se livrer à des expériences sérieuses, propres à éclairer leur conscience, et à leur faire connaître le degré de confiance qu'ils doivent accorder à ce moyen nouveau que je propose aujourd'hui, parce que j'ai en lui, *moi*, la confiance qui résulte d'une profonde conviction. Par la raison bien simple que je l'ai administré depuis 1833 jusqu'à la fin de 1852, dans des milliers de cas, et que toujours son administration a été suivie de résultats favorables. Comme aussi que j'ai eu l'occasion de pouvoir me convaincre que, de son administration, dans des cas où il n'y a aucune indication qui réclame son emploi, il ne peut résulter aucun mal.

FIN.

TABLE DES MATIÈRES.

OBSERVATIONS.

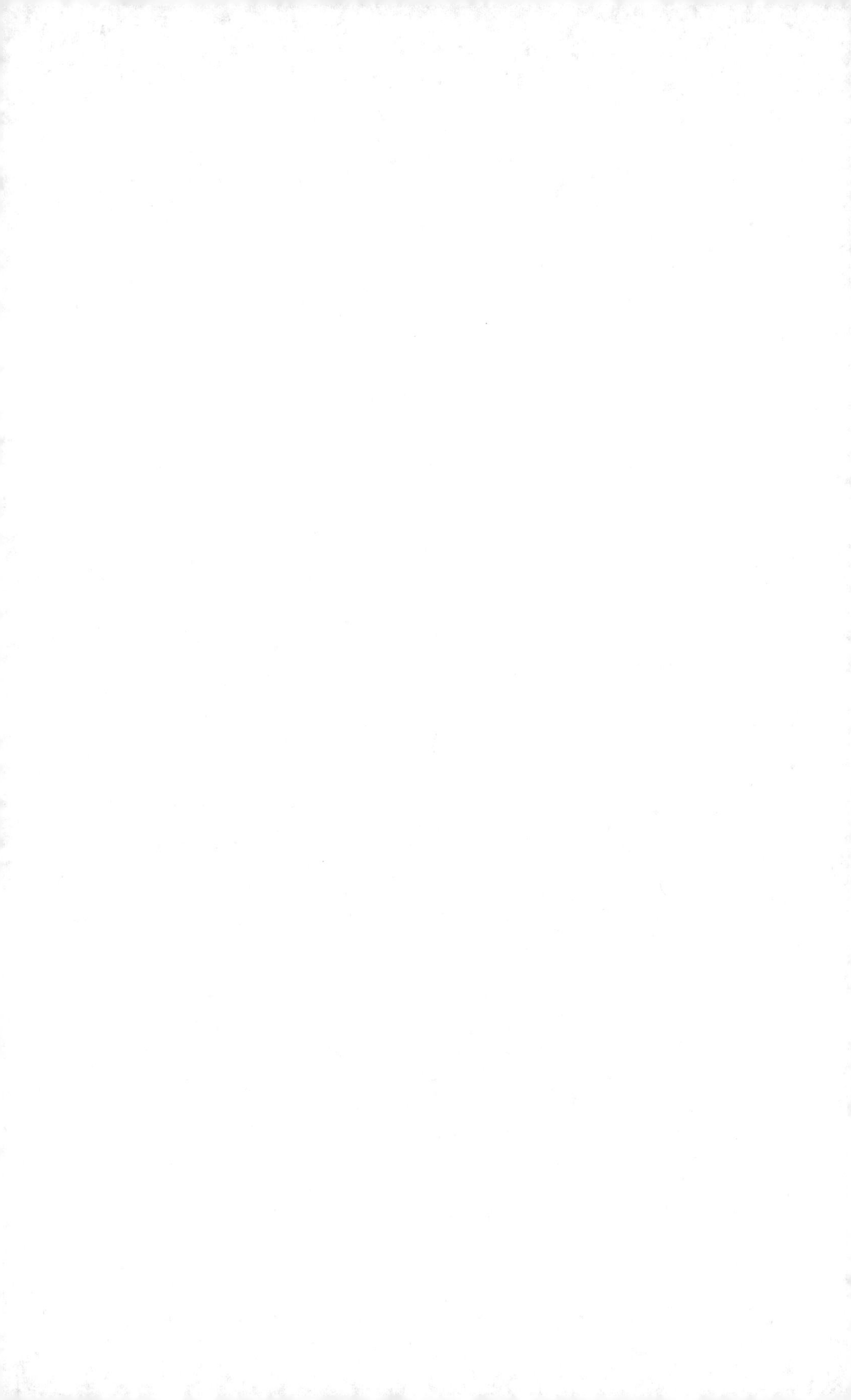